古家,
열두 달 발효 상차림

古家, 열두 달 발효 상차림

펴 낸 날/ 초판1쇄 2011년 10월 1일
　　　　　초판2쇄 2015년 4월 15일

지 은 이/ 김현숙
펴 낸 이/ 이대건

편　　 집/ 김은경, 이영남, 윤동호, 김민경
디 자 인/ 최혜진

펴 낸 곳/ 도서출판 기역
출판등록/ 2010년 8월 2일(제313-2010-236호)
주　　 소/ 서울 서대문구 북아현로 16길7 2층(서울사무소)
　　　　　전북 고창군 해리면 월봉성산길 88(고창 책마을해리)
문　　 의/ (대표전화)02-3144-8665, (전송)070-4209-1709

ⓒ 김현숙, 도서출판 기역, 2011

ISBN 978-89-966175-1-8　13590

시간의 어울림
식초와 청에 반하다

古家,
열두 달
발효
상차림

음식문화의 '실사구시'를 터득하게 할 식초와 청

『古家, 열두 달 발효 상차림』을 찬찬히 살펴보다가 조선조 영·정조 시대의 규수박물학자 빙허각 이씨를 새삼 떠올렸다. 우리 민족에게 농업은 핏줄이자 삶의 터전이다.

김포 풍곡리 배천 조씨 종가의 종부인 저자 김현숙은 농촌에 둥지를 틀고, '古家'에서 우리 토속음식문화의 요람을 지키며 까다롭기로 유명한 전통식초를 다양하게 일궜다. 이 책에는 전통식초를 재현하기 위해 피와 땀을 쏟은 흔적이 엿보인다. 조선조 『궁중의 궤』의 진연 물목 '양념'에서도 단 두 번 등장한 '식초'를 재현한 것은 실험정신의 구현이라 할 수 있다. 저자는 장황한 음식문화 영역의 논문이나, 전통음식 조리법을 발표하지는 않았다. 그러나 산촌에 몸을 파묻고 오색 누룩균들과 악전고투하며, 드디어 앵두식초, 솔잎식초 같은 소위 빛나는 약선藥膳의 기초 식재료를 만드는 데 성공을 거둔 것이다. 이야말로 고운 손이 갈퀴가 되도록 불철주야 노력한 결정체다.

저자 김현숙이 『古家, 열두 달 발효 상차림』에서 보여주는 식초와 장아찌 같은 발효식품은 전통발효를 널리 퍼뜨릴 종균이 될 것이다. 이 책이 우리 귀농자들, 고급호텔의 주방장, 각 대학의 한식부 그리고 주부들에게 가정보감같이 읽히게 되어 전통발효를 바탕으로 한 음식문화의 '실사구시'를 새로이 터득하게 되기를 기대해본다.

이원섭 사단법인 한국 양명회 고문/ 조선왕가 내관 의학 계승자

식초와 청을 재현해낸
한식에 대한 열정

　내가 어린 시절 행주나루 근처에서 고기를 잡는 어부였던 아버지는 웅어를 잡아 우리들의 등록금을 대셨다. 그때는 웅어회를 먹으러 전국에서 사람들이 몰려들어, 나루터 근처 강가에 서일루를 비롯한 고급 요정들이 늘어서 있었다.

　古家와 인연을 맺게 된 것은 교육방송의 한 음식기행 프로그램을 보고 나서다. 조선 시대 웅어회를 임금에게 진상할 때 함께 곁들이던 초장에 넣는 식초를 배천 조씨 종가에서 만들었다는 내용이었다. 김현숙 선생은 반찬 하나하나 상세하게 설명하며 맛보도록 했다. 그녀의 한식에 대한 열정과 노력으로 이루어진 古家 상차림은 섬세함과 깊은 맛이 특징이다. 배천 조씨 내림음식인 두부토종치즈는 치즈 못지않게 감칠맛이 깊어 인상적이었다. 건강한 콩으로 만든 두부토종치즈를 치즈 대용으로 개발한다면 한식세계화와 세계인들의 건강에 큰 도움이 될 것이다. 또한 건강발효음식인 산야초 식초는 물론 각종 청과 고를 재현해내 어린 시절 맛보았던 옛 맛을 되찾을 수 있었다.

　이 책은 날밤을 새워가며 연구한 김현숙 선생의 열정의 산물이다. 그녀의 노력 일부가 이번 책으로 나온 것이다. 이 책이 한국전통음식점을 경영하는 분들과 주방장은 물론 식품을 전공하는 교수나 학생들에게까지 폭넓게 보급되어, 오랜 자연철학의 가치관을 바탕으로 형성된 건강한 한식의 진가를 알리고 한식세계화에 일조하기를 기대한다.

이기영　초록교육연대 상임대표/ 호서대학교 교수

식초와 청과 함께 익어가는
古家의 발효 이야기

　나는 일곱 형제 중 맏딸로 태어나 어릴 적부터 어머니가 시키는 장독대 심부름을 도맡아 했습니다. 그때부터 어머니가 해주는 음식을 어깨 너머로 배우면서, 내게도 음식 만드는 즐거움이 시작된 것 같습니다. 내 음식의 멘토이신 어머니는 전라북도 전주가 고향입니다. 음식을 잘하셨던 탓에 동네방네 잔치마다 뽑혀 다니시곤 했던 기억이 납니다. 어머니는 항상 땀방울이 송송 맺히는 줄도 모르고 가마솥 앞에서 음식을 하셨습니다. 음식을 만드는 어머니 곁에 있으면 부뚜막 위 식초 항아리도 정겨웠습니다. 그러나 아쉽게도 어머니는 음식 솜씨를 제게 다 물려주시지 못하고 쉰여덟 젊은 나이에 병으로 세상을 등지셨습니다. 그 후로 나는 형제들과 가족들의 건강을 위해 몸에 좋은 음식을 두루 배우기 시작했습니다. 돌이켜 보니 어쩌면 내가 식초·청 전문가가 된 것은 가족을 위해 음식을 만드시던 따스한 친정어머니의 기억 때문이었던 것 같습니다.

　약선음식을 배우면서 안전한 먹거리가 우리 건강에 얼마나 큰 영향을 줄 수 있는지 알게 되었습니다. 시간이 만들어 주는 최고의 선물인 식초와 청을 연구하는 것은 커다란 행복이자 축복입니다. 식초와 청은 발효과정을 통해 원재료의 형체는 잃어버리지만, 기다릴수록 깊어지는 맛과 향을 고스란히 담고 있습니다. 더 기특한 것은 제맛과 향을 잃지 않으면서도 어떤 음식에도 잘 스며들어 조화롭고 어우러진 맛을 냅니다. 식초와 청을 만들면서 많은 이들과 인연을 맺었습니다. 어떤 이는 스승으로, 어떤 이는 동료이자 제자로, 함께 발효음식을 나누고 배웁니다. 항아리에 식초와 청이 익어가듯 기다림의 시간 동안 내 인생도 함께 깊어감을 깨닫습니다.

　지나고 보니 한순간처럼 빨리 지나간 古家의 발효 이야기를 조심스레 책으로 엮어봅니다. 앞으로도 더 열심히 식초와 청을 연구하고 개발해야겠다는 약속이기도 합니다. 여러분들이 우리 발효식품들을 좀 더 편리하고 쉽게 음식과 음료로 이용할 방법을 찾는 데 더욱 노력하겠습니다.
　항상 힘이 되어주신 많은 분들과 특별히 추천의 글을 써주신 이원섭 선생님과 이기영 교수님께 무한한 감사를 드립니다.

2011년 가을　김현숙

차례

1, 자연이 빚은 선물, 발효식품

느리게 더 느리게, 발효식품 전성시대 /14
양념이 약념이 되는 발효, 미생물의 유익한 선물, 발효, 인체의 신진대사를 주관하는 효소, 효소의 특징

우리나라 전통발효식품 /24
장류, 김치류, 젓갈류, 식초류, 주류

오미를 채우는 산야초 식초와 청 /38
세계 속 식초, 우리네 식초 이야기, 식초의 종류, 식초, 조미료에서 약으로 쓰이기까지, 청과 고란 무엇일까?, 제철 산야초 식초와 청, 고

일본인도 반한 천연식초와 청 /58
일본 최고의 백화점, 이세탄, 일본을 사로잡은 깊은 맛

자연 품에서 자라는 식재료와 인연 /66
자연이 키우는 제철 식재료, 지리산을 닮은 인연, 지리산에 깃든 발효마을

2/ 사계절이 주는 건강한 음식, 고가 상차림

겨울에서 봄/ 고가의 대문을 활짝 열고

배천 조씨 종부의 삶 /78
작은 인연/ 슈퍼우먼이 된 종부/ 제주에서 얻은 꿈의 시작, 일식당 서귀포

고가, 나의 꿈 /84
한식당으로 변신한 종갓집, 고가/ 고가를 알리다/ 내 마음의 안식처, 허브갤러리

古家 제철 밥상/ 두부토종치즈와 생태식해로 차린 내림밥상 /90
두부토종치즈/ 생태식해

발효 이야기/ 마늘식초와 생강청 /100

DIY 장아찌/ 톡톡 터지는 봄의 별미, 달래장아찌 /106

봄에서 여름/ 한강에 웅어가 돌아올 때

가을 전어, 봄 웅어 /112
늦봄의 진미, 웅어/ 한강 나루터에는 웅어가 지천/ 든든한 새참, 웅어감정

김포인의 추억을 엮는 웅어축제 /118
웅어가 몰고 온 인연/ 김포 사람들 추억 속에 사는 웅어/ 잊혀져가는 웅어가 되돌아오다

古家 제철 밥상/ 늦봄 입맛을 되살리는 웅어밥상 /126
웅어감정/ 웅어회무침

발효 이야기/ 매실식초와 오미자청, 오디청 /134

DIY 장아찌/ 불로장생의 영약, 인삼장아찌 /142

여름에서 가을 / 식초와 청이 익어가는 장독대

보물 1호 장독대 /148
건강한 맛을 찾아서 / 실패는 나의 스승 / 솔잎을 우러나게 한 기다림, 발효

옹기, 인생을 담은 항아리 /154
종가의 맛을 지키는 씨간장 / 종가의 발효 철학 / 장독대, 나의 실험실

古家 제철 밥상 / 연꽃 향기 그윽한 약선밥상 /160
연잎밥 / 연근버섯들깨탕 / 연근떡갈비

발효 이야기 / 복숭아식초와 백년초청 /172

DIY 장아찌 / 보랏빛 항암식품, 가지장아찌 /180

가을에서 겨울 / 세월의 깊이가 만들어낸 어울림

고가, 인연이 머무는 자리 /186
고마운 사람들 / 고가는 모든 이를 위한 밥상

사람살이처럼 깊어지는 발효 /194
어머니, 내 음식의 어머니 / 나를 발효시키는 힘

古家 제철 밥상 / 순무김치와 김포 쌀밥으로 차린 기본밥상 /200
흰쌀밥과 영양밥 / 순무백김치 / 고추씨순무청김치

발효 이야기 / 감식초와 모과청 /210

DIY 장아찌 / 엽산이 풍부한 갓장아찌 /218

3/ 생활 속 발효

열두 달 발효 달력 /224

01 January 마늘식초, 함초청, 더덕장아찌
02 February 솔잎식초, 칡청, 달래장아찌
03 March 인삼식초, 도라지청, 돼지감자장아찌
04 April 민들레식초, 아카시아꽃청, 질경이장아찌
05 May 뽕잎식초, 두메부추청, 두릅장아찌
06 June 매실식초, 복분자청, 어수리장아찌
07 July 개복숭아식초, 백년초청, 고추냉이장아찌
08 August 포도식초, 다래청, 가지장아찌
09 September 오미자식초, 구기자청, 버섯장아찌,
10 October 배식초, 유자청, 순무장아찌
11 November 감식초, 생강청, 사과장아찌
12 December 귤식초, 모과청, 다시마장아찌

발효 청과 식초, 장아찌를 이용한 나들이 도시락 /238

오미자청연근절임 매실주먹밥

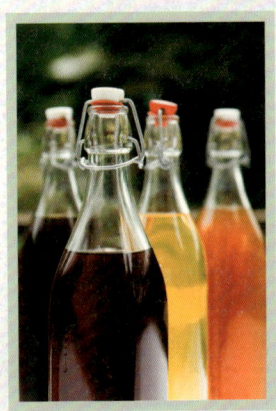
ⓒ 스튜디오 아자

자연이 빚은

14/
느리게
더
느리게,
발효식품
전성시대

24/
우리
나라
전통
발효식품

38/
오미를
채우는
산야초
식초와 청

58/
일본인도
반한
천연식초와 청

ⓒ 스튜디오 아자

선물, 발효식품

66
자연 품에서
자라는
식재료와
인연

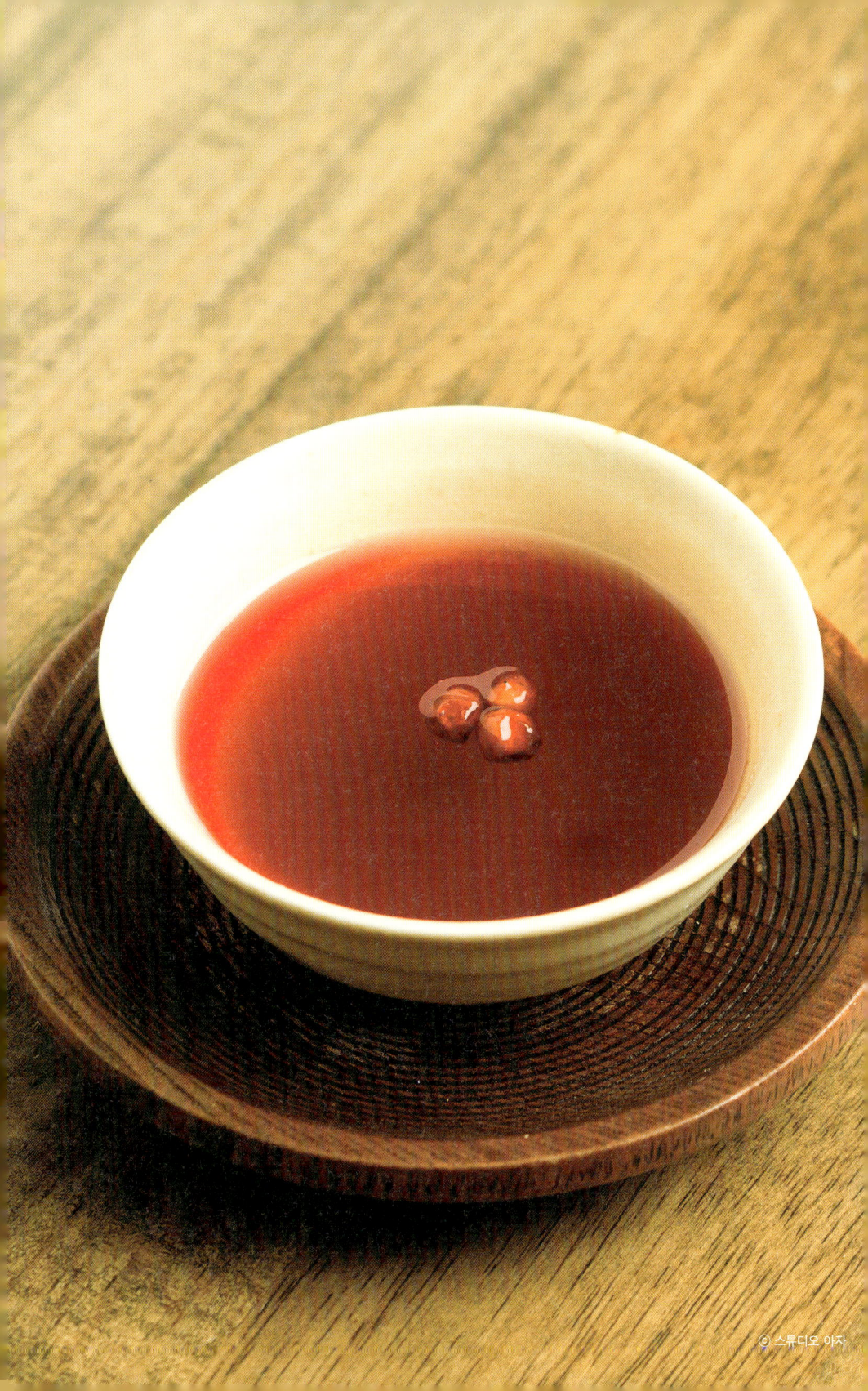

느리게 더 느리게,
발효식품 전성시대

냄새나는 음식으로 홀대받던 청국장이
다이어트·건강식품으로 인기를 끌더니, 이제는
새참으로나 먹는 줄 알았던 막걸리가 젊은이들이 북적대는
홍대 앞 클럽 거리의 주인공이 되었다.
맥주와 와인을 마시던 유리잔에 막걸리가 담겨
사람들을 유혹한다.
또한 현대인의 피로를 날려버린다며
마시는 식초까지 등장했다.
석류·복분자를 넣어 만든 홍초, 현미로 만든
흑초 등이 피로회복, 스트레스 해소, 다이어트와 미용에
좋다는 광고와 함께 음료시장을 흔들고 있다.
민간요법으로 전해지던 식초의 효능이
다양한 연구결과와 함께 과학적으로 입증되면서,
청국장·된장·간장 뒤를 잇는 발효식품으로
식초가 새롭게 뜨고 있다. 인류와 함께해온 식초가
이제야 인기를 끄는 것이 늦은 감도 있지만, 각종 장류와
김치에 식초까지 더해져 발효식품 전성시대는
앞으로도 계속될 것이다.

양념이 약념이 되는 발효

"음식으로 고치지 못하는 병은 약으로도 고치지 못한다"라는 서양의학의 창시자 히포크라테스의 말처럼 음식은 우리 건강과 맥락을 같이한다. 현대인의 식탁은 농업기술의 발달로 사시사철 재료를 구할 수 있어, 따로 제철이 없을 정도로 풍성하고 편리해졌다. 다양한 향신료와 조미료도 슈퍼마켓에 가면 얼마든지 손쉽게 구할 수 있다. 아궁이 근처를 떠나지 못하고 하루 종일 우려내던 사골 국물도, 전자레인지에 1~2분이면 조리가 끝나는 레토르트식품으로 언제든 먹을 수 있다.

그러나 이렇게 편리한 '패스트푸드'들은 약으로 고치지 못하는 '병'을 만들어낸다. 현대인의 고질병인 비만과 잦은 소화불량, 나아가서는 고혈압과 당뇨, 암과 같은 생활습관병은 음식으로부터 기인한다. 실례로 사십 대 이후 한국인의 조기사망 원인 가운데 1위인 암은, 그 원인 30~40퍼센트 정도가 병든 식탁에 있다고 하니 그 위험성을 가늠할 만하지 않은가. 현대인들이 이러한 사실을 모르는 바는 아니다. 그러나 '빨리빨리, 편리하게, 더 강하고 자극적인 맛'을 찾는 습관으로 당연하게 패스트푸드들에 손이 가게 되는 것이다.

내 가족에게 건강한 식탁을 차려주고 싶은 마음은 누구나 같다. 그렇다면 그 마음을 어떻게 표현할 것인가. 요즘 건강에 대한 관심이 높아지면서 웰빙 열풍을 따라 대두되는 것이 '슬로푸드'다. 슬로푸드란 패스트푸드에 대비되는 말로, 가공된 재료가 아닌 원재료를 가지고 천천히 시간을 들여서 만들고 먹는 음식이다. 바로 사람의 정성이 깃든 음식인 셈이다. 또한 인위적인 가공을 배제하고 자연적인 숙성과 발효과정을 거친 음식을 이르기도 한다.

우리나라의 전통음식은 발효식품을 근간으로 이루어졌다고 해도 과언이 아니다. 이러한 발효식품이야말로 슬로푸드의 선두주자라 할 수 있다. 우리나라에는 발효 미학이 담긴 간장·된장·고추장 같은 장류를 기본양념으로 하는 다양한 음식이 있다. 또 대표적인 발효음식인 김치는 거의 매일 상에 올라가는 기본반찬이다. 이런 발효식품들의 특징은 음식의 주재료이기보다는 양념으로서, 또는 밥과 어울리는 반찬으로서의 역할을 한다는 것이다.

건강한 먹거리에 대해 이야기할 때 음식의 주재료에 대한 중요성을 강조하는 사람들은 많지만, 정작 양념의 근본적인 의미를 짚고 넘어가는 사람은 드물다. 오늘날 양념은 '약념藥念'에서 유래했다. 약념은 양념의 옛말로 우리 조상들의 슬로푸드 철학을 잘 드러내는 말이기도 하다. '양념' 하면 요리를 할 때 음식의 맛을 풍부하게 하거나 음식을 오랫동안 저장하기 위한 보조적인 수단으로만 생각하기 마련이다. 하지만 식탁에 차려 올리는 모든 음식은 식재료들이 양념과 버무려져 만들어내는 맛의 향연이라 할 수 있다.

우리음식의 기본양념인 장류와 젓갈류, 식초와 청류는 모두 발효양념이다. 발효된 양념은 그 자체만으로 깊이 있는 맛을 가진다. 그 깊은 맛이 신선한 식재료와 어우러질 때 음식은 병을 고치는 '약'이 된다. 그야말로 양념이 약념이 되는 것이다.

이제 음식의 바탕이 되는 양념부터 정성으로 약을 달이듯이 '느리게, 더 느리게' 발효시켜 먹어야 할 때다.

미생물의 유익한 선물, 발효

발효란 사전적인 의미로는 '효모나 세균 따위의 미생물이 유기 화합물을 분해하여 알코올류, 유기산류, 이산화탄소 따위를 생기게 하는 작용, 좁은 뜻으로는 산소가 없는 상태에서 미생물이 탄수화물을 분해하여 에너지를 얻는 작용'을 이른다. 일반적으로 미생물 작용 중 인간 생활에 유익한 경우를 발효, 반대로 유해한 경우를 부패라고 한다.

대부분의 생물들은 숨을 쉬기 위해 산소를 꼭 필요로 한다. 생물들은 산소호흡을 통해 활동에 필요한 에너지를 얻는다. 하지만 땅속 깊은 곳이나 호수의 밑바닥과 같이 산소가 부족한 환경에 사는 미생물들은 환경에 적응해 산소 없이도 에너지를 얻을 수 있다. 이를 무산소호흡이라 한다. 발효는 바로 이러한 무산소호흡의 한 형태다.

무산소호흡을 하는 미생물들은 유기물을 완전히 분해시키지 못하고 다른 종류의 유기물을 만들어내기도 한다. 또 발생하는 에너지의 양도 적다. 발효과정 역시 유기물이 분해되어 또 다른 유기물이 만들어지고 적은 양의 에너지를 생성하게 된다. 예를 들어, 포도당을 담은 그릇에 효모를 넣고 뚜껑을 닫으면 미생물인 효모가 효소를 이용해 유기물인 포도당을 분해한다. 이때 뚜껑이 덮여 있으므로 효모는 산소를 통한 호흡이 불가능하며 무산소호흡을 하게 된다. 무산소호흡 과정에서 효모는 포도당을 완전히 분해시키지 못하고 에탄올을 만든다. 이러한 발효를 '알코올발효'라고 하며 알코올발효를 이용하면 막걸리나 맥주와 같은 술을 만들 수 있다.

또 젖산균을 산소가 없는 상태에서 포도당과 반응시키면 젖산을 만들어내는데, 이러한 발효를 '젖산발효'라 한다. 바로 요구르트나 치즈, 김치 따위가 젖산발효로 만들어지는 음식이다.

젖산발효는 음식을 만드는 과정뿐 아니라 우리 몸속에서도 일어난다. 무리하게 달리기를 하고 나면 숨이 차 헐떡이게 된다. 몸이 빠르게 움직이면서 짧은 시간 동안 많은 에너지를 필요로 하기 때문에 빠르게 산소를 흡수하여 에너지를 보충하기 위함이다. 달리는 동안 소모되는 에너지의 양이 산소호흡을 통해 얻어지는 에너지의 양보다 크면 모자라는 만큼을 무산소호흡을 통해 얻어야 한다. 이때 우리 몸속에서 일어나는 무산소호흡이 바로 젖산발효다. 젖산발효가 일어나면 젖산이 만들어지는데 우리 몸속에서 생성된 젖산은 피로감을 느끼게 한다. 격렬한 운동 후에 피로감이 느껴지는 이유가 바로 이 때문이다.

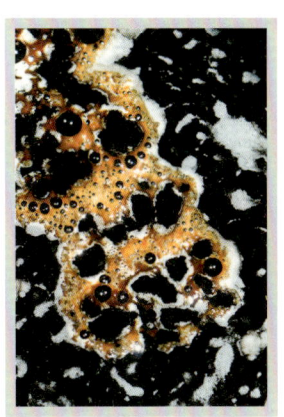

ⓒ 스튜디오 아자

인체의 신진대사를 주관하는 효소

효소란 살아 있는 세포 안에서 만들어지는 단백질의 촉매 구실을 한다. 효소에 의해 일어나는 화학반응을 효소반응이라고 하는데, 우리 몸속에서 일어나는 화학반응은 거의 효소반응이라 할 수 있다. 우리 몸의 물질대사는 대부분 효소를 통해 일어나므로, 효소는 생체활동을 돕는데, 음식물의 분해, 흡수, 독소 배출 같은 신진대사를 도와주는 촉매 역할을 한다고 볼 수 있다.

효소는 소화는 물론 내장·신경·근육·뇌·면역·호흡·수면 따위의 인간이 하는 모든 생명활동에 꼭 필요한 요소다. 우리 몸에는 수천 가지 효소가 존재한다. 세포질 속에 있는, 단백질을 만들어내는 공장 역할을 하는 리보솜은 생명을 다할 때까지 계속해서 효소를 만들어낸다.

효소는 크게 식품으로 섭취되는 식품 효소와 몸 자체에서 생성되는 체내 효소로 구별된다. 그런데 체내 효소는 나이가 들수록 노화에 의해 리보솜이 둔화되고 줄어들면서 생성량이 떨어지고, 활성 속도가 더뎌지게 된다. 노인들에게서 소화불량이 생기거나 근육량이 줄어드는 현상이 눈에 띄게 발견되는 것은 바로 이 때문이다.

이때에는 다양한 식품 효소를 통해 모자라는 부분을 보충해주어야 한다. 우리가 음식을 먹으면 소화 효소의 작용으로 음식물이 소화, 분해된다. 체내 효소 중 대사 작용을 돕는 효소는 그 에너지를 각 기관에 보내 신진대사를 원활하도록 한다. 신진대사가 원활하게 이루어지면 몸속에 있던 노폐물과 독소가 자연스럽게 몸 밖으로 배출되므로, 질병에 걸렸을 때 효소는 병을 치유하는 역할 또한 하게 된다. 그래서 천년 묵은 산삼을 고아 먹는다고 한들 체내에 효소가 없으면 소화를 시키지도, 영양분을 흡수시키지도 못한다. 이렇듯 효소가 음식물을 적절히 분해해놓아야만 위와 장에서 영양분을 흡수해 새로운 혈액과 세포가 만들어져 건강을 지킬 수 있는 것이다.

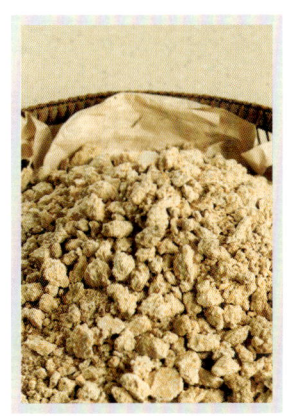

ⓒ 스튜디오 아자

효소의 특징

효소의 양이 늘면 발효 속도가 빨라진다!

효소는 화학반응의 속도를 조절하며, 발효과정의 촉매역할을 할 뿐 그 자신은 변화하지 않는다. 그러므로 여러 번 사용될 수 있다. 또한 효소의 양이 늘어나면 화학반응의 속도가 빨라질 수는 있지만 반응물질의 양은 변함이 없다. 예를 들어 식초가 발효하는 과정에서 효소를 많이 첨가할수록 반응 속도는 빨라진다. 즉, 효소란 발효라는 화학반응을 일으키게 만드는 불쏘시개 역할을 하는 것이다.

효소와 높은 열은 상극이다!

대부분의 효소 분자는 아미노산이 특이한 순서로 구성되어 있는 단백질이다. 아미노산 순서와 단백질 구조가 촉매반응에서 중요한 역할을 한다. 단백질은 열에 취약하다는 것은 누구나 아는 사실! 효소에 열을 가하면 분자 구조가 바뀌며, 촉매 능력이 파괴된다. 효소에 열을 가하는 것은 곧 효소의 능력을 상실시키는 것과 다름없다.

효소의 종류와 작용은 다양하다!

아무리 간단한 미생물이라도 1,000여 개 이상의 각기 다른 종류의 효소를 가지고 있다. 이러한 효소들은 우리 몸속에서 작용을 일으킬 때 각 단계에서 촉매작용을 하는 효소 종류가 다르다. 일례로 입안에서는 입안의 소화 효소가, 위에서는 위의 소화 효소가 작용을 해 음식물을 소화시키는 것과 같은 원리로 각 장기별, 단계별로 소화 효소의 종류와 작용은 무궁무진하다.

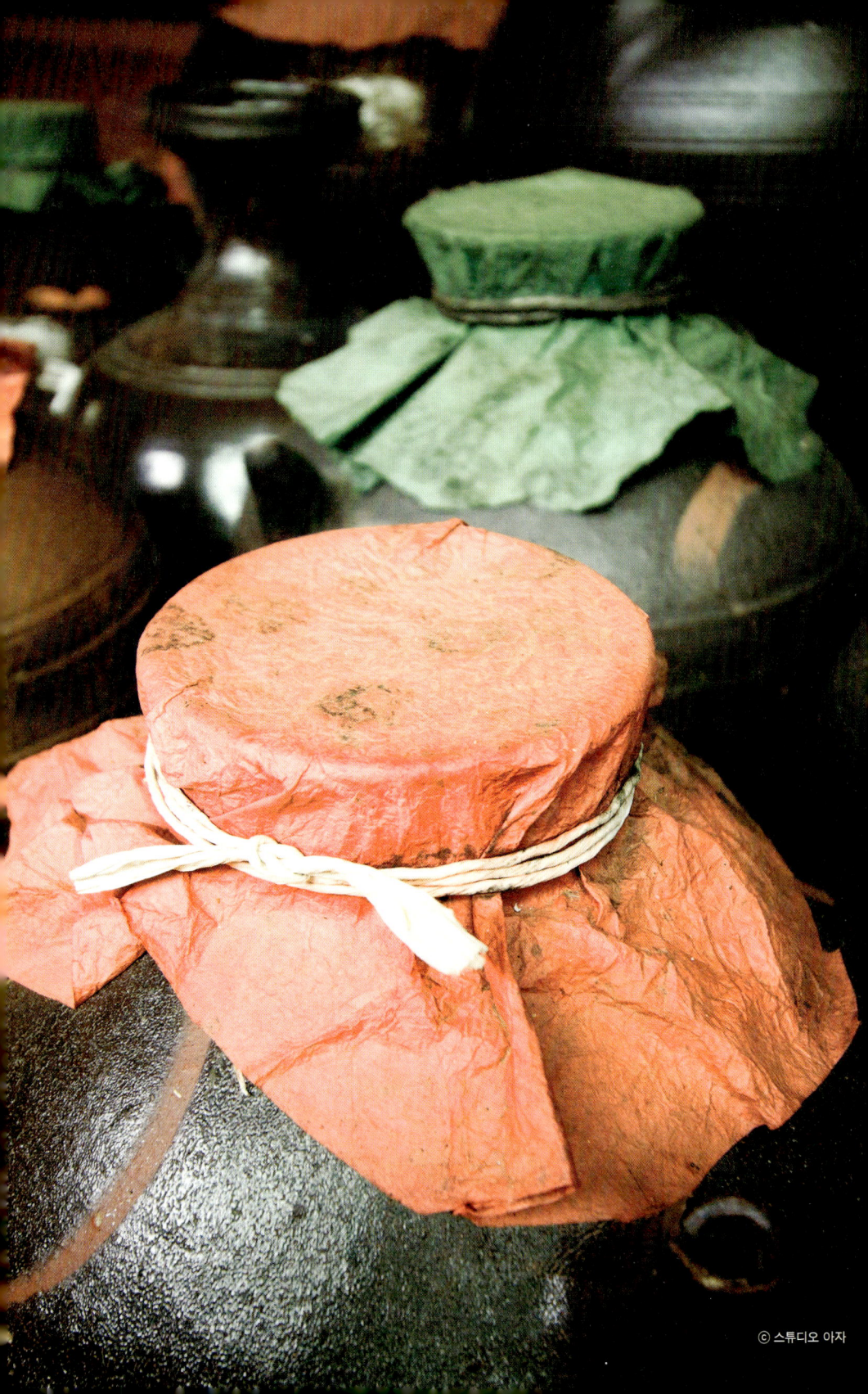

우리나라 전통발효식품

세계 여러 나라들은 각각의 독특한 발효식품을
가지고 있다. 기원전 6천 년경 이미 효모라는 곰팡이균으로
보리를 발효시켜 맥주를 만들었다고 하니
전 세계적으로 발효식품의 역사는
아주 오래되었다고 할 수 있겠다.
쉽게 말해 발효란 음식물에 일부러
곰팡이나 효모 같은 미생물을 길러서 '썩게' 만드는 것이다.
미생물이 음식물에서 자라면 독성을 없애거나
몸에 이로운 성분을 만들어내고, 소화되기 쉽도록
단백질을 분해해준다.
또 오랫동안 보관이 용이해지고, 독특한 맛과 풍미를
생기게 한다. 익힌 콩을 아주 좋아하는
바실루스균과 낫토균, 우유를 좋아하는 락토바실루스균과
불가리쿠스, 비피더스균 들은 식품을 분해하면서
독성 대신 몸에 좋은 성분을 만들어낸다. 또한
성분이 복잡해 소화시키기 어려운 단백질은
발효를 거쳐 소화되기 쉬운 아미노산으로 변화된다.
뿐만 아니라 발효과정에서 인체에 이로운
여러 가지 성분들이 생겨난다.
일례로 세계 곳곳의 장수 마을들을 살펴보면
고유한 장수 식품 또는 식단을 갖고 있는 것을 알 수 있다.

그 장수 식품이나 식단이라는 것이 대부분
발효를 기반으로 하는 것들이다.
발효식품을 많이 먹을수록 장내 유익균이 많아지는데,
장내 유익균이 많아질수록 그만큼
면역력이 높아지고 암 발생 빈도가 낮아진다고 한다.
우리 조상들 역시 오래전부터 발효식품을
만들어 먹었다. 세계적으로 따져보아도 일등 발효국가라
칭해도 무색하지 않을 정도로 그 역사가 오래되었다.
삼국시대에 씌어진 『해동역사海東繹史』에는
발해의 명물로 '시豉'라는 것을 들었다. '시'란
콩을 삶은 다음 으깨어 소금을 섞은 뒤
어두운 곳에서 발효시킨 것이다. 아마 청국장이나
된장을 만들 때 쓰는 메주와 비슷했을 것이다.
삼국시대에는 장을 비롯해 젓갈류와 술을 만들어
즐겼던 것은 물론, 채소를 소금에 절여 먹기 시작해
김치의 효시가 되었다. 속리산 법주사에
신라 선덕여왕 때 돌로 만든 김칫독이
아직도 남아 있다고 하니 김치의 역사가
얼마나 오래되었는지 짐작할 수 있다.
이러한 전통과 역사는 오늘날에도 고스란히 이어져
김치·된장·간장·젓갈·식해·술 같은,
여전히 우리 전통 상차림에 올라가는 대부분은
발효식품이다. 그러나 우리 것이 점점
서구화된 식탁에 밀려 발효의 힘을 제대로 발휘하지
못하고 있는 현실이 안타깝기 그지없다.

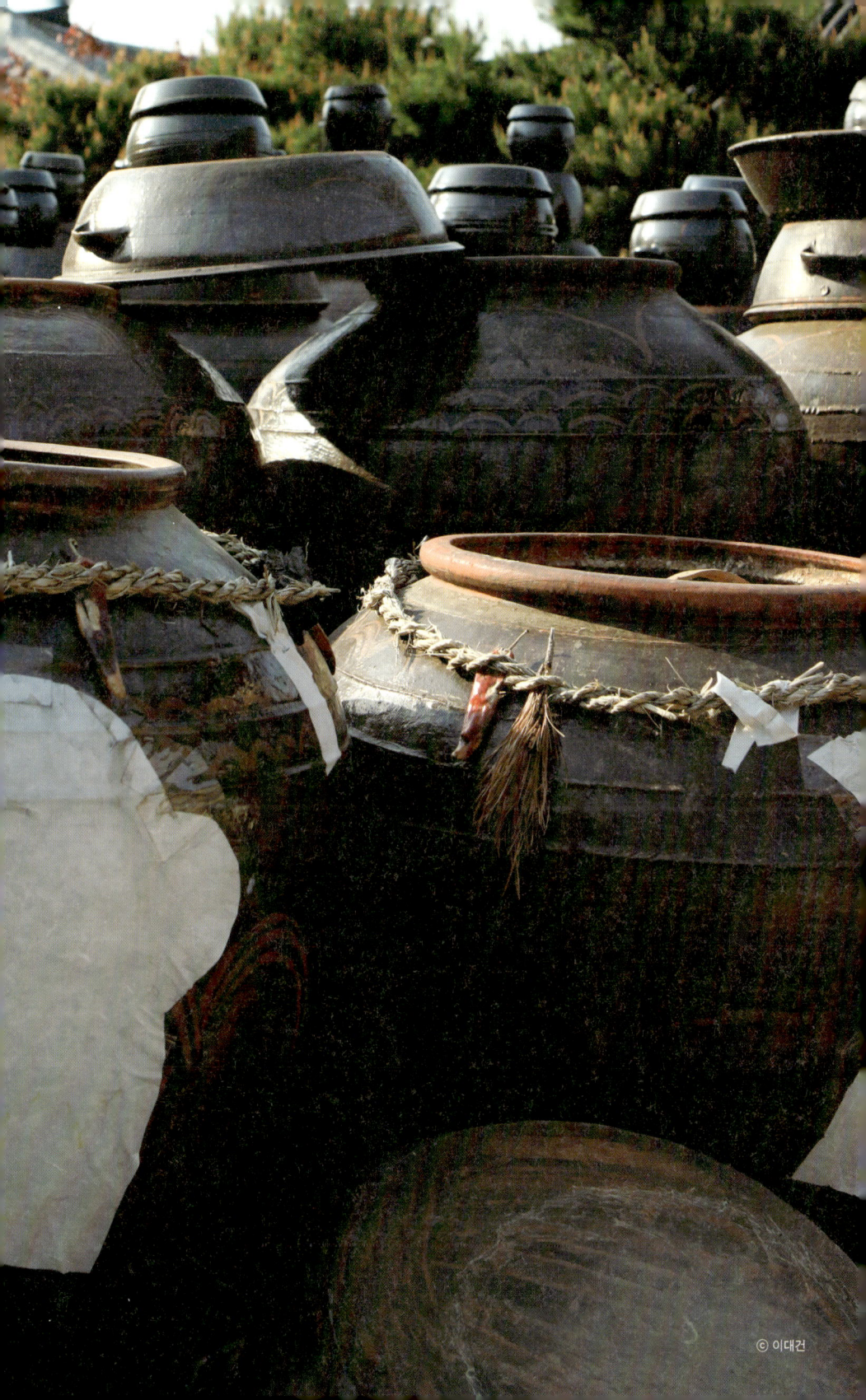

장류

장을 만들려면 우선 메주콩을 잘 삶아서 으깬 후 메주를 만들어야 한다. 이 메주를 짚으로 묶어 잘 말리면 곰팡이들이 자라기 시작하는데, 잘 마른 메주를 볏짚과 함께 따뜻한 곳에서 발효시킨 다음 소금물에 담가둔다. 메주가 삭아 소금물이 간장으로 변하면 그것이 막간장이 된다. 그 외에도 간장에 메주를 담가서 만드는 진간장인 겹장과 어류를 원료로 만든 젓국물의 일종인 어간장 따위가 있다.

요즘 마트에서 손쉽게 구입할 수 있는 '혼합간장'은 100퍼센트 자연발효간장이 아니다. 바로 양조간장과 산분해간장을 섞은 것이다. 양조간장은 순수 발효균을 넣어 발효 시간을 줄이고, 산분해간장은 염산과 같은 강산으로 콩 단백질을 분해해 만든다. 이 과정에서 염산으로 콩의 아미노산을 분해하면서 나는 악취를 가리기 위해 각종 화학첨가물이 들어가며, 콩의 지방성분과 염산이 반응해 암과 불임을 유발하는 물질이 발생하기도 한다. 뿐만 아니라 맛을 안정시키기 위해 캐러멜과 설탕 같은 감미료는 물론 각종 화학 첨가물이 들어간다. 오랜 기간 발효숙성과정을 거치는 전통간장과 달리 산분해간장은 발효식품이 아닌 염산간장이라는 점을 명심하자.

한편 전통간장을 만든 후 남은 메주는 잘 치대어 숙성시켜 막된장을 만든다. 이때 메주로 간장을 뽑지 않고 된장을 담글 수도 있는데, 이것을 '토장'이라고 부른다. 또한 수분이 많고 보통메주나 또는 속성메주로 담그는 된장을 '즙장'이라고 부른다.

이러한 된장은 우리나라 음식에 빠질 수 없는 중요한 양념이다. 된장국·된장찌개는 물론, 고기에 쌈을 곁들일 때 함께하거나 나물을 무칠 때도 이용된다.

간장이나 된장처럼 오랜 숙성을 거치지 않아도 만들 수 있는 장도 있다. 콩을 삶아 2~3일 발효시켜 소금을 넣어 찧는 청국장과 청국장에 무채나 생강 따위를 넣고 다져놓은 '담북장'이 그것이다. 청국장과 담북장은 흔히 낫토와 비교되기도 하지만 일반적으로 알려진 과학적인 사실에 근거해보아도 그 맛과 효능이 탁월하다. 오래전부터 소화를 돕는 것은 물론 항암효과까지 있는 식품으로 정평이 나 있다.

메주는 고추장을 만드는 데에도 중요한 재료가 된다. 메줏가루에 고춧가루와 쌀밥을 섞어 숙성시켜 만드는데, 이때 다양한 과일 청과 고를 이용해 독특한 고추장을 만들 수 있다. 첨가되는 재료에 따라 매실고추장, 오미자고추장, 유자고추장같이 다양하게 만들 수 있는 것이 장점이다. 숙성과정을 단축시키고 새콤달콤 오묘한 맛을 풍겨 양념장으로 활용하기에 그만이다.

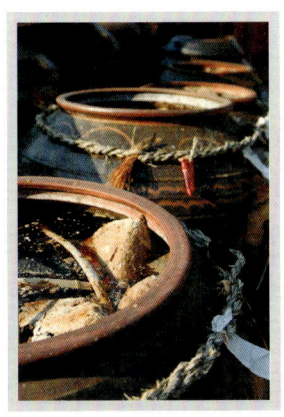

ⓒ 이대건

김치류

김치는 우리나라의 음식문화를 대표한다. 무나 배추, 오이 같은 채소를 소금에 절인 다음 마늘, 고춧가루, 파, 젓갈 같은 양념을 버무려 발효시켜 먹는 반찬이다. 김치에는 젖산균이 많아 채소의 나쁜 균들을 죽이는 살균, 소독 작용이 뛰어나다. 또한 몸에 좋은 유산균도 요구르트의 네 배 가량 함유하고 있다. 식이섬유가 많고 각종 비타민이 풍부해 옛날에는 채소를 먹기 어려운 겨울철 건강을 지켜주는 고마운 음식이었다.

이렇게 몸에 좋은 김치는 지역과 재료, 계절에 따라 그 종류도 다양하다. 일반적인 배추와 무 외에 전라도에서는 갓, 고들빼기로 김치를 만들어 먹기도 하며, 경상도에서는 콩잎과 부추, 깻잎을 이용해 김치를 만들어 먹는다. 또 강원도에는 더덕과 가지 들을 주재료로 만든 김치가 있다. 이 김치들은 각 재료들의 산지 및 기후와도 연관이 있는데, 기후가 따뜻한 남쪽으로 갈수록 저장성을 위해 맛이 짜지고, 바닷가에 인접해 있을수록 젓갈을 쓰는 양이 많아진다. 내륙지방의 대부분은 적은 양의 액젓만을 쓰기 때문에 맛이 깔끔하다.

여름이 제철인 아삭아삭한 오이소박이와 국물이 달고 시원한 나박김치, 김장철에 함께 준비하는 잘 익은 동치미와 백김치처럼 우리가 흔히 즐기는 김치들도 계절마다 다르다. 오이소박이와 나박김치는 더위에 지친 여름철 입맛을 돋우기에 알맞고, 동치미와 백김치는 떡과 함께 즐기거나 국수와 찰떡궁합이다. 별미 김치는 각 계절마다 즐기는 음식과도 연관이 있다.

그 외에도 강원도 동해지방에서 오징어가 많이 날 때 싱싱한 오징어를 무채와 같이 썰어 담그는 오징어채김치, 멸치젓을 많이 넣어 향기가 독특하고 식감이 유별난 우엉김치, 젓국을 넣고 익혀 다른 김치에서 맛볼 수 없는 독특한 맛을 내는 평안도 김치인 가지김치처럼 김치의 재료와 그에 따른 종류는 수천 가지는 될 것이다.

또한 김치는 최근 서양에서도 즐겨하는 사람들이 많아져 세계화를 준비하고 있는 우리 전통음식의 자랑거리다. 원래 우리나라에서 재배되지 않았던 양배추로 만든 김치는 동서양의 풍미가 어우러진 좋은 예라 할 수 있다. 또한 너무 맵지도 짜지도 않은 백김치도 서양에서는 인기 만점이라고 한다.

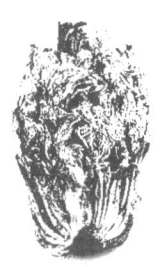

젓갈류

젓갈은 생선을 소금에 절여 발효시키는 우리나라 전통음식이다. 우리나라는 예부터 삼면이 바다로 둘러싸여 갯벌이 잘 발달되어 있다. 때문에 생선은 물론 조개류 젓갈도 많이 만들어 먹어왔다. 삼국사기에는 왕비를 맞이하기 위한 폐백음식으로 '해醢'를 사용했다는 기록이 있다. 우리가 즐겨먹는 젓갈은 바로 이 '해'에서 비롯된 셈이다. 또한 조선 시대의 『산림경제山林經濟』, 『증보산림경제增補山林經濟』, 『음식디미방飮食知味方』을 살펴보면, 젓갈을 담그는 방법은 염해법, 주국어법, 어육장법, 식해법의 네 가지로 크게 구분하고 있다. 이 중 염해법과 식해법은 우리나라에서 사용하던 발효기술로 추정된다.

우리가 일반적으로 아는 젓갈류 대부분은 어패류를 소금에 절이는 염해법으로 만든 것이다. 어패류는 소금이 부패를 막는 동안 식품 자체 내의 효소와 외부 미생물의 작용으로 단백질이 서서히 분해되어 아미노산과 칼슘, 인 같은 무기질이 만들어진다. 이때 주변 온도와 소금의 함량이 결정적인 영향을 미치는데, 13~15도의 서늘한 온도를 일정하게 유지해야 좋은 맛을 낸다.

젓갈을 만들 때에는 생선을 통째로 소금에 절여 담그는 방법도 있지만 명태의 알이나 창자 같은 생선의 내장을 모아 담는 독특한 젓갈도 많다. 젓갈은 김치를 담글 때에 다양한 맛을 내는 데 꼭 필요한 재료다. 아미노산을 강화해 김치가 잘 익을 수 있도록 도와주어 감칠맛과 영양 모두를 만족시키는 환상적인 파트너인 셈이다.

우리나라의 젓갈은 생선살, 생선의 내장이나 생식소, 게나 새우 같은 갑각류, 낙지나 문어, 오징어 같은 두족류, 기타 해삼이나 성게로 담근 것처럼 재료에 따라 수백 가지나 되며 지역에 따라 특색 있는 젓갈 종류를 다양하게 찾을 수 있다. 이러한 젓갈을 6개월 정도 발효시키면 어류의 육질이 충분히 분해되면서 액체 상태의 젓국을 얻을 수 있다. 이 액젓은 젓갈과 함께 김치에 넣기도 하지만 국물이 있는 음식의 조미료로 쓰이기도 한다.

젓갈류나 액젓 외에도 해산물을 이용해 발효시키는 음식이 있다. 젓갈류와 비슷한 방법으로 만들지만 생선을 밥과 버무려 젖산발효를 시킨 식해류가 그것이다. 식해는 내장을 제거한 생선에 곡물을 넣어 젖산발효한 식품이다. 일반적으로 소금에 하룻밤 절인 생선을 조밥, 고춧가루, 마늘과 혼합해 실온에서 2~3주 발효시킨다. 하지만 더 깊은 맛을 원한다면 2~3주가 아닌 2~3년을 발효시켜 먹어도 상관이 없다. 시간이 지날수록 특유의 톡 쏘는 향취와 세월의 맛을 얻게 된다. 식해류는 명태식해와 가자미식해가 유명하다.

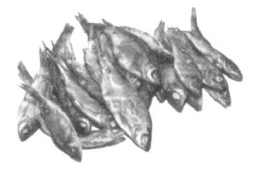

식초류

식초는 곡물을 주로 발효시켜서 만든다. 중국 황실에서는 식초를 귀한 비방으로 여겨 꾸준히 먹었는데, 특히 명나라 황족의 모든 식단과 처방에는 꼭 식초가 들어가도록 황명으로 정해놓았다고 한다. 우리나라도 중국과 같은 시기인 삼국시대에 주류의 발달과 함께 식초의 제조가 이루어졌다. 주로 곡류와 과일을 주재료로 하여 만들었다.

옛날에 우리나라 주부들은 초병을 부뚜막에 두어 술을 붓고 부엌을 드나들 때마다 성심 어린 마음으로 "초야 초야, 나와 살자, 나와 살자"라고 외면서 초병을 자주 흔들어주던 풍습이 있었다고도 한다. 이와 같이 부뚜막은 정결하고 한적하면서도 주부가 자주 드나드는 곳이자 식초발효를 위한 온도 관리에 적당한 장소였다. 또한 초병을 부뚜막에 두고 자주 흔들어줌으로써 호기성인 초산균의 발육과 발효에 필요한 산소를 효과적으로 충분히 공급해줄 수 있었다.

식초는 비교적 만들기가 쉬우면서 그 효과가 뛰어나 쉽게 대중에게 퍼지게 되고 음식문화에 접목되다 보니 그 가치가 과소평가되는 경향이 있다. 하지만 식초는 건강에는 획기적인 만병통치약이라 해도 손색이 없다. 그중 피로회복의 효능에 있어서는 타의 추종을 불허한다. 이러한 식초는 세 번이나 노벨상의 주인공이 됐을 정도로 영양학적 효능이 뛰어나다. 노벨상을 수상한 식초연구가 한스 아돌프크레브스 박사는 "하루 100밀리그램의 천연식초를 매일 섭취하면 평균 수명보다 남성은 10

년, 여성은 12년 장수할 수 있다"고 말했다.

천연식초의 효능 중 첫째로 손꼽는 것이 원기를 회복시켜주는 것이다. 우리 몸은 세포 내 기관에서 탄수화물을 이용해 산소를 태워 에너지를 발생시키는데, 이 과정에서 천연식초의 유기산이 에너지 생산을 더 활발하게 한다. 또한 식초를 담글 때 사용하는 누룩의 펩티드 성분은 간기능이 떨어져 해독되지 않고 몸속에 쌓이는 각종 유해 물질을 없애는 데 도움이 된다. 펩티드는 쌀이나 청주 효모균체 속에 있던 단백질이 분해돼 아미노산으로 변하는 과정에서 만들어지는 물질로, 몸의 세포를 강화하고 약한 간을 활성화한다는 연구결과가 있다. 하지만 누룩이 들어가지 않은 과일식초는 간 해독 기능이 미약하고, 합성식초는 오히려 간 기능을 해친다.

최근 들어 식초는 다이어트식품으로 각광받고 있다. 식초는 체내에서 인슐린 반응에 관계하고 포만감을 증폭시켜 다이어트에 직접적인 연관성이 있다고 한다. 음식물을 과잉섭취하면 당분이나 글리코겐이 지방으로 변해 몸에 축적되는데, 이는 비만의 주요 원인이 된다. 이때 식초는 체내 영양소 소비를 촉진하므로 살이 찌는 것을 방지한다.

하지만 이렇게 몸에 좋은 식초는 음료로 음용 시 하루에 소주 반 잔 정도의 양에 물을 다섯 배 이상 희석시켜 복용하는 것이 가장 좋은 방법이다. 유정란을 식초에 넣어 골다공증에 좋은 초란을 만들어 먹거나 혈당 수치를 낮춰주는 양파를 재워 먹는 등 식초 자체를 이용해 건강을 지킬 수 있는 방법은 다양하다.

주류

우리나라 전통주는 제조 방법에 따라 탁주·청주·소주로 나뉜다. 탁주는 예로부터 주로 농군들이 마시던 술이라 하여 '농주農酒'라고도 하고, 즉석에서 걸러 마신다 하여 '막걸리', 그 빛깔이 희다고 하여 '백주白酒'라고도 한다. 청주는 탁주에 비하여 더 정성을 들여 빚은 고급술로 '약주藥酒'라고도 한다. 그중 탁주, 즉 막걸리는 우리나라 술 역사에서 가장 오래된 술이다. 고려 시대 이달충의 시에서 '뚝배기 질그릇에 허연 막걸리'라는 대목을 찾을 수 있고, 고려 시대부터 알려진 막걸리 이화주는 막걸리용 누룩을 배꽃이 필 무렵에 만든다고 그렇게 불렀으나 사시사철 만들게 되면서 이화주란 이름도 점차 사라졌다.

전통적인 막걸리 제조법은 누룩이 노릇노릇해지면 잘게 부수어 고들고들하게 찐 밥과 함께 섞어 물에 담가둔다. 그렇게 열흘이 지나면 발효되어 술이 된다. 이 과정에서 독 아래와 윗부분의 온도 차를 일정하게 유지하기 위해 계속 저어주어야 한다. 전통주가 한 차례 발효되어 만들어지면 알코올 함량이 보통 13~18퍼센트 정도이며, 이 상태에서 발효가 더 진행되면 노란 물이 위에 뜬다. 이 물을 '전주'라 하며 용수를 담가 거기서 맑은 것을 떠서 먹는 것이 '청주'이다. 또 술통에 넣은 고두밥 전부가 완전 발효되기 직전에 둥글고 큰 밥알과 함께 떠낸 술이 바로 '동동주'다. 이 가운데 맑은 청주를 걷어내고 남은 술에서 아래에 가라앉은 걸쭉한 지게미를 채로 거른 것이 '막걸리'다.

이러한 막걸리를 포함해 좋은 술을 만들기 위해서는 우선 좋은 누룩부터 만들어야 한다. 누룩은 발효의 불씨와 같은 역할을 하기 때문이다. 삼국시대에 '미인주'라는 게 있었는데, 이 술은 미인인 여성이 씹어 뱉은 곡물을 발효시킨 것이다. 왜 씹은 곡물로 술을 만들었을까? 바로 곡물의 전분이 침 속에 있는 효소에 의해 당으로 분해되기 때문이다. 곡물 양조주는 이와 같이 전분을 당으로 분해해서 발효시켜야 술이 되는데, 전분을 당으로 분해하기 위해 넣는 것이 바로 누룩이다. '국麯'이라고 불리는 누룩은 밀 같은 곡물을 반죽해놓으면 곰팡이 포자가 붙어 발효되면서 만들어진다.

누룩의 재료로는 밀과 쌀이 주가 되고 녹두가 다음이며 보리는 드물다. 밀은 잘게 쪼갠 알갱이를 쓰고, 쌀은 곱게 가루 내어 이용하고, 쌀 알갱이에 밀가루를 부착시킨 것도 있다. 재료 처리는 가볍게 찐 것도 있지만 거의 대부분 날것을 쓰고 있다. 누룩의 형태는 대부분 떡처럼 생긴 '섬누룩'이지만, 일부는 쌀 알갱이를 그대로 쓰는 '낟알누룩'도 있다. 쌀누룩·낟알 누룩은 전통적인 우리 것이 아니고 일본 것이라고 착각하기 쉽지만 조선 시대에는 이런 누룩들이 다채롭게 쓰였다.

이렇듯 술은 자연이 인간에게 준 첫 번째 선물이고, 두 번째 선물은 바로 식초다. 술은 식초의 젊은 시절 정도라 생각할 수 있는데, 술을 오랜 시간 발효시켜 식초를 만들게 되었기 때문이다. 그래서 술과 식초는 발효의 역사에서 한 맥에 있다고 보아도 무방하다.

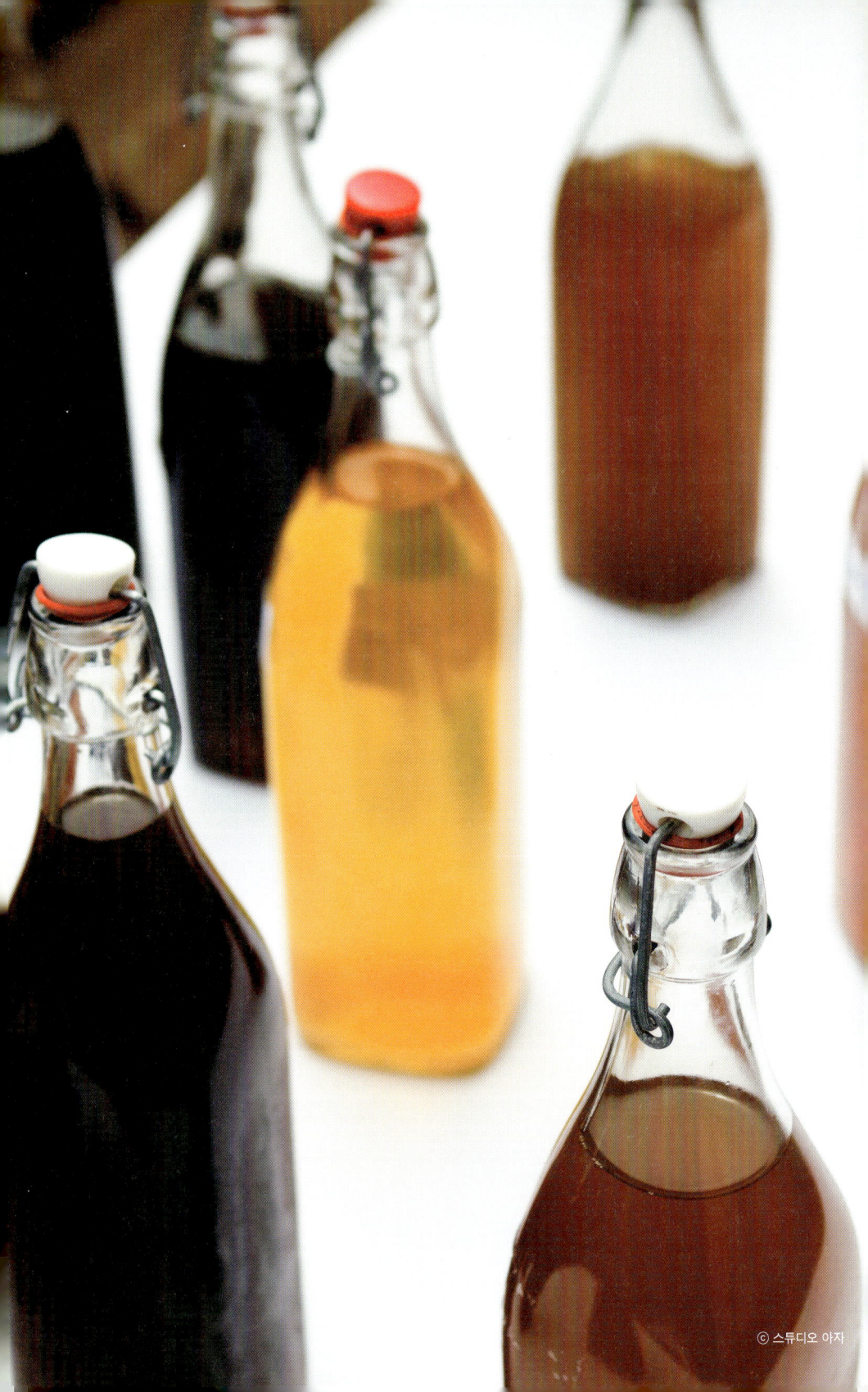

© 스튜디오 아자

오미를 채우는
산야초 식초와 청

'오미五味'란 동양의 고전의학에서 말하는 다섯 가지 맛을
이르는 것으로 '먹는 것이 곧 약이니 가리지 말고 골고루 먹어라'라는
깊은 뜻을 품고 있다. 즉 우리 몸에 약이 되는 먹거리는
무엇이든 오미를 채워주는 음식인 것이다. 음식으로 우리 몸에
약을 삼으려면 우선 우리 땅의 기운을 받고 자란
식재료여야 한다. 산야초는 우리네 자연이
주는 모든 것을 그대로 받은 식물이다.
불로초는 아니지만, 몸을 순화하고 정화하는
역할을 하고 비타민과 미네랄도 보충해주어
오래 먹다 보면 몸과 마음이 본래 제자리를 찾은 듯 깨끗해지는
것을 느낄 수 있다. 우리네 자연에서 자란 제철 산야초는
지닌 향과 효능이 강해 식초와 청으로 쓰기에 부족함이 없다.
제철 산야초를 한 종류만 구별해 식초나 청으로 담가도
원재료의 향과 맛, 효능을 강하게 체험할 수 있다.
반면 여러 종류의 산야초를 섞어 식초나 청으로 담그면
각각의 재료들이 저마다 가진 물성을 버리고
조화롭게 어우러진 전혀 새로운 맛과 향, 효능을 기대할 수 있다.
그렇다면 최근 많은 사람들에게 주목받고 있는
백 가지 산야초를 넣어 만든 백야초 식초와 청은
오미 중의 백미라고 할 수 있겠다.

세계 속 식초

　식초의 발견은 인류 역사에서 주목할 만한 사건이다. 그렇다면 식초는 언제부터 사용하였을까? 정확하지는 않지만 1만 년 전 이미 식초를 조미용 또는 약용으로 사용하였다고 한다. 식초는 보관하고 있던 술이 우연히 변화하여 만들어진 것으로서, 인류가 최초로 만든 조미료라 할 수 있다. 이는 식초란 뜻의 영어가 'vinegar(비니거)'로 불어의 'vinaigre(비네그르)'에서 유래되었으며, vinaigre는 vin(와인)과 aigre(시다)의 합성어라는 사실에서도 알 수 있다. 술에서 식초로의 변화가 왜, 어떻게 일어났는지는 아무도 몰랐지만 식초는 인류의 생활 속으로 들어왔고 이는 매우 중대한 사건이었다.

　식초는 동서양을 막론하고 조리용과 건강요법으로 널리 이용되어왔다. 오히려 고대에는 약용으로 더 많이 이용되었다고 한다. 고대 앗시리아인의 의학 교과서에는 귀의 질병 치료에 대한 식초의 이용에 대해 기술되어 있고, 서양의학의 시조라고 일컬어지는 히포크라테스는 상처 소독에 식초를 이용하였다. 동양에서도 『중약대사전中藥大辭典』, 『동의보감東醫寶鑑』에 식초의 효능이 나타나 있다. 식초는 가장 일반적인 보존료였으며 치료제였다. 식초에 대해서는 매우 오래전부터 언급되어 왔는데 클레오파트라가 진주를 식초에 녹여 마셨다는 이야기도 전해진다. 또한 『구약성서』의 「모세오경」과 「룻기」에도 언급되어 있다. 이런 기록들을 보면 마시는 식초의 기원이 매우 오래되었음을 알 수 있다.

　유럽에서는 식초를 비니거와 앨러거(alegar)로 구분한다. 비니거는 과실을 원료로 하여 만든 과실초로 포도로 만든 와인비니거나 발사믹비니거가 대표적이다. 반면 앨러거는 주로 곡물을 원료로 하는데 맥아식초가 유명하다. 이 외에도 독특하게 허브를 이용한 허브비니거도 사용되고 있다. 일본에서는 쌀식초, 곡물식초, 과실초로 나누며 현미식초는 흑초라 하여 일본인들이 건강식초로 애용하고 있다.

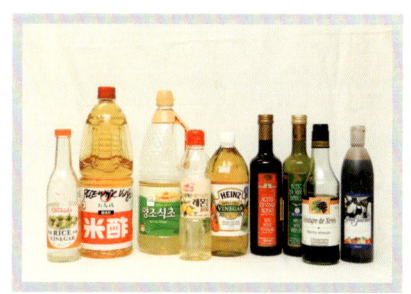

ⓒ 이대건

우리네 식초 이야기

우리나라에서 언제부터 식초를 마시기 시작했는지는 정확히 알 수 없다. 하지만 식초 양조법이 삼국시대 이전부터 있었으므로, 식초 또한 그때부터 있었으리라 추측된다. 식초의 기원이 바로 주류의 발효를 통해서였기 때문이다.

중국의 『삼국지三國志』에서는 "고구려인들은 스스로 양조하기를 즐긴다"라고 말하고 있다. 아주 오래전부터 우리의 식초 발효기술이 인정받았음을 알 수 있는 대목이다. 고려 시대에는 식초가 많은 음식의 조미료로 이용되었으며 『향약구급방鄕藥救急方』에는 약방에서도 식초를 다양하게 이용했다고 기술되어 있다. 『동의보감』에서는 식초가 "성질이 따뜻하고 맛이 시며, 독이 없고 옹종(종기)을 제거하고 어지러움을 치료하며, 징괴(아랫배 속에 덩어리가 생긴 것)와 적(종양)을 풀어준다"고 밝히고 있으니 식초의 효능을 가히 짐작할 만하다.

조선 시대로 와서는 집집마다 식초를 담가 먹었다고 한다. 식초를 담그는 데 사용한 항아리는 '초두루미'라고 부르는데, 둥그스름한 몸통에 가는 목은 두루미를 연상케 한다. 초두루미는 지역마다 그 모양새가 다르다. 경상도에서는 큼직하면서 직선적인 느낌의 초두루미를 사용하고, 호남지역에서는 곡선미를 중시한다. 충청도 초두루미는 목이 짧은 것이 특징이다.

전통적인 식초 제조법은 우선 누룩에 술밥을 섞어 술을 담가야 한다. 술을 걸러 초두루미에 앉히면 공기 중의 초산균이 발효를 일으켜 술이 초로 변한다. 좋은 식초를 만들기 위해서는 재료 선택만큼이나 초산이 발효되는 시간이 중요하다. 겨울에는 효소가 잠복하고 여름에는 활짝 피어나는 세월의 섭리를 느껴야 한다. 인위적으로 온도를 조절한다든가 자체 생성된 알코올과 초산이 아닌 외부에서 주입된 소주나 양주, 주정, 빙초산이 한 방울이라도 섞이면 화학작용이 일어나 전통식초의 본래 효능을 잃어버리게 된다.

  식초가 성숙되면 작은 초파리들이 초 냄새를 맡고 모여든다. 이것을 '초할마이'라고도 하며 항아리 바닥에 생기는 초파리 애벌레를 '초눈'이라고 한다. 이렇게 맑은 공기 속에서 초파리와 꼬박 3년을 숨죽여 살아야 우리네 전통식초는 제 빛깔을 찾는다.

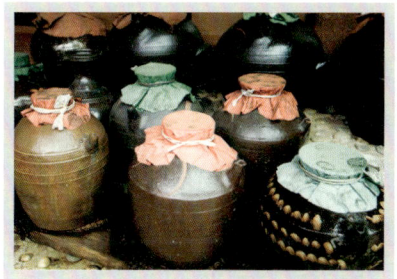

ⓒ 스튜디오 아자

식초의 종류

　식초는 제조법에 따라 합성식초와 양조식초, 천연식초로 나뉘는데, 합성식초는 빙초산에 물을 타서 만드는 방식을 택하고 있기 때문에 몸에 이롭지 못하다. 석유를 원료로 한 빙초산에는 초산 외에 다른 유기산은 들어 있지 않기 때문이다. 미국이나 유럽에서는 빙초산에 중금속과 비소 같은 유해 물질이 존재할 가능성이 있다는 연구결과에 따라 제품의 직접 판매를 금지하고 있다. 그러나 우리나라에서는 빙초산에 물을 탄 합성식초는 물론, 빙초산 원액도 판매되고 있어, 음식을 대량으로 만드는 공장이나 식당에서 공공연히 사용되고 있다.
　양조식초는 시중에서 쉽게 구입할 수 있으며 가정에서 흔히 사용하는 것이다. 에탄올에 초산균을 넣어 하루 이틀 만에 속성발효시켜 만든 것으로 에탄올에 사과농축액을 첨가해 발효시킨 사과식초는 양조식초에 해당한다. 오랜 시간에 걸친 이차 발효 없이 만드는 양조식초는 식초의 영양성분이라고 알려진 비타민과 초산, 구연산, 사과산, 주석산 같은 유기산이 거의 들어 있지 않다.
　천연식초의 종류는 다양하다. 세계 각국에서 사용하는 식초는 그 나라에서 많이 제조되는 알코올 음료, 많이 재배되는 과실과 관계가 깊다. 미국은 사과주스를 발효시켜 만든 사과식초, 프랑스는 포도주스를 발효시킨 포도식초, 영국과 독일은 맥아즙을 발효시킨 맥아식초를 주로 먹는다. 이러한 천연식초는 풍부한 유기산을 함유하고 있어 우리 몸의 원기를 충전시켜주는 역할을 기대할 수 있다.

누룩으로 만든 천연식초

한국, 중국, 일본은 쌀과 보리, 옥수수 따위로 만든 곡물초를 널리 사용해왔다. 우리나라의 전통 곡물초 중 가장 영양가 높고 건강에 좋은 식초는 누룩으로 만든 천연식초다. 바로 누룩으로 술을 빚고 술을 숙성시켜 식초를 만드는 방법을 사용하고 있는 것이다.

일본에서는 현미를 발효시켜 만든 흑초가 건강음료로서 오래전부터 애용되어왔다.

과일로 만든 천연식초

과일의 당도를 활용해 자연발효시키는 방식이다. 감식초, 포도식초, 배식초, 사과식초 따위가 대표적이다. 과일을 항아리에 담고 과일 자체의 당도를 이용하거나 약간의 설탕을 넣어 당도를 추가해 발효시키는 것이다. 이때 드라이이스트나 누룩을 약간 넣어주면 식초의 초산발효에 도움이 된다.

식초, 조미료에서 약으로 쓰이기까지

　식초는 전통적으로 피로회복, 주독 해소, 상처 소독, 고혈압 따위에 효과가 있는 것으로 정평이 나 있다. 유럽에서는 식초의 강한 살균력 때문에 상처 소독이나 식품의 보존에 이용했는데, 특히 페스트에 의한 오염을 막기 위해 사용하기도 하였다. 우리나라를 비롯하여 중국과 일본에서는 식초를 동맥경화, 고혈압, 혈행 촉진, 해독 등을 위해 사용하여왔다. 중국에서는 식초가 어혈을 제거해주고, 혈액생성을 도와주며, 해독작용, 숙취 해소의 효능이 있다고 해 많이 먹었다. 이 밖에 근육을 강하고 부드럽게 해주어 유연성을 높여주고, 급만성 간염 치료에 대한 임상 보고도 있다.
　최근 일본과 유럽, 미국에서 식초에 대한 연구가 활발하게 진행되고 있다. 식초가 식이성섬유를 많이 함유하고 있어 암 예방에 효과가 있으며, 콜레스테롤 저하효과가 있다는 사실이 입증되었으며, 과실초가 알츠하이머병에 효과가 있다는 사실이 새롭게 확인되었다. 또한 식초는 관절염과 류머티즘에도 효과가 있으며, 칼슘, 철, 붕소 결핍 해소에도 도움을 준다고 한다. 일본에서는 과실초에 의한 피로회복 효과, 면역력 증강 효과, 스트레스 해소 가능성은 물론, 식초가 단백질합성능력 향상에도 도움을 준다는 연구도 보고된 바 있다. 또한 일본의 NHK에서는 일본 구주대학의 연구결과를 인용해 "식초를 복용하면 피 속의 노폐물을 제거하고 콜레스테롤을 저하시켜, 혈류를 원활하게 하며 고혈압, 동맥경화 예방에 효과가 있다"고 보도한 바 있다.

체내에서의 작용

건강 유지 및 질병 예방

식초는 맛이 시기 때문에 보통 산성식품으로 생각하기 쉽지만, 인체에 흡수되어 분해되면 알칼리 작용을 하므로 완전한 알칼리성식품이다. 음식을 조리할 때 식초를 적당량 섞어서 매일 섭취하면 체액을 약알칼리로 유지시켜 건강을 지킬 수 있고, 질병 예방에도 도움이 된다.

식욕 및 소화흡수 증진

여름철 무더위로 입맛을 잃을 때 새콤한 식초를 첨가한 음식은 잃었던 식욕을 돋게 해주며, 체내 소화액의 분비도 촉진시켜 소화흡수를 돕는다. 일상생활에서 식초를 적절히 이용하면 비싼 건강식품을 복용하는 것보다 훨씬 좋은 효과를 볼 수 있다.

피로회복

심한 근육운동 후 목욕물에 식초를 적당량 첨가하여 목욕을 하면 근육이 잘 풀리고, 피부와 머리카락이 윤기가 나며 피로가 쉽게 회복된다. 이는 신체 조직에 축적된 젖산(피로감, 근육통 유발)을 빠르게 분해시켜 체내대사를 원활하게 하기 때문이며, 운동선수가 훈련 중 식초를 섭취하는 것도 이 때문이다.

스테미너 증진

임신부가 시큼한 과실을 좋아하듯 식초는 다른 열량소를 빨리 칼로리로 내기 때문에 오래전부터 식초를 많이 먹는 사람 중에 힘이 없는 사람이 없다고 했다. 따라서 에너지 소비가 많은 사람의 경우 식초를 첨가한 음식을 섭취함으로써 스테미너 증진 효과를 기대할 수 있다.

식품 조리 시 활용

세균번식 억제

식품의 부패를 유발시키는 세균의 번식을 억제해 식품의 신선도를 향상시킨다. 식초를 첨가한 김밥이나 초밥이 좋은 예다. O-015대장균 등의 세균을 소독해주며, 특히 감식초는 항균성이 매우 높다.

비타민의 보호

비타민 B군과 비타민 C는 알칼리성에 약하기 때문에 식초를 첨가해서 조리한 음식의 경우 비타민 손실을 최소화할 수 있다.

생선 비린내 제거

고등어나 꽁치 같은 비린내가 심한 생선의 경우 조리 전 식초를 한두 방울 떨어뜨린 물에 씻은 후 조리하면 비린내를 제거할 수 있으며, 부드럽고 담백한 맛을 느낄 수 있다.

방사능물질 제거

식초로 희석한 물로 방사능먼지가 부착된 야채를 세척하면 방사능물질을 효과적으로 줄일 수 있고, 환경물질의 오염으로부터 신체를 보호할 수 있다.

가정상비약으로 활용

불면증, 딸꾹질, 구토

불면증 환자는 찬물에 식초를 조금 진하게 타서 자기 전에 마시면 쉽게 잠이 온다. 또 차멀미나 뱃멀미하는 사람은 작은 잔으로 식초를 탄 냉수 한 잔을 마시면 멀미가 예방된다. 또한 딸꾹질이 날 때 식초를 반 숟갈 정도 마시면 쉽게 그치며, 구토증이 나면 식초에 소금을 타서 마신다.

무좀, 발냄새

무좀이 생겼을 때 따뜻한 물에 식초와 소금을 타서 발을 씻으면 효과가 있으며, 땀이 밴 발에서 나는 지독한 냄새도 말끔히 없어진다.

화상

불이나 끓는 물에 화상을 입었을 때는 즉시 식초를 탄 찬물에 상처를 씻어주면 통증이 사라진다. 또한 부어오르거나 물집이 생기지 않고 흉터도 생기지 않으며, 피부세포 재생을 빠르게 돕는다.

코피

코피가 날 때에는 식초를 묻힌 솜으로 콧구멍을 막아주면 지혈이 되며, 연탄가스에 중독된 경우에도 이렇게 하면 빨리 회복된다. 산소의 흡입을 촉진시키기 때문이다.

예방과 치료약으로 활용

동맥경화 및 고혈압 예방

쌀을 주식으로 하는 동양인에게는 쌀 속의 규산이 혈관 벽에 침착되어서 동맥경화의 원인이 되는 경우가 있다. 이때 식초를 복용하면 소변으로 규산과 나트륨의 배설이 원활해진다. 또 식초는 알칼리성식품으로 동맥경화와 고혈압에 효과가 있다.

콜레스테롤 수치 저하 및 비만과 변비 예방

식초의 새콤한 맛은 신선한 야채에 대한 식욕을 돋우며 이와 함께 지방의 섭취를 줄여 비만을 예방할 수 있다. 식초에 함유된 식이성섬유는 변비치료에 효과적이며 또한 체내 콜레스테롤 수치를 저하시켜 지방대사와 관련된 질병 발생을 줄일 수 있다.

면역력 향상 및 치매 예방

일본에서 과실초를 대상으로 한 연구에서 식초의 체내 면역력 증가 효과가 보고되었으며, 치매를 야기시키는 '알츠하이머병'에도 효과가 있는 것으로 보고되었다.

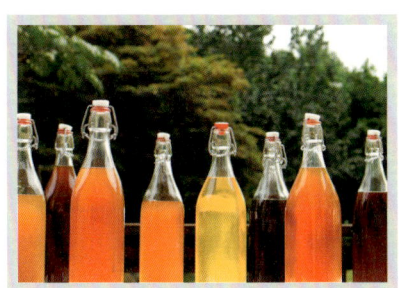

ⓒ 스튜디오 아자

청과 고란 무엇일까?

 청은 요즘에는 효소, 효소청, 효소액, 발효소같이 여러 가지 이름으로 불리지만 대부분 같은 맥락의 다른 이름일 뿐이다. 공기 중의 효모와 청으로 만든 주재료 자체에 들어 있는 효소가 설탕과 섞여 발효된 것으로 오랜 기간 숙성을 거쳐야만 그 이름값을 할 수 있다.

 서양음식에 '잼'이 있다면 동양음식에는 '청'이 있다. '청'은 잘 익은 제철과일에 설탕·꿀 들을 재워 만드는데, 가열을 하지 않고 숙성시켜 만든다는 점에서 중불에 끓여 만드는 잼과 차이가 있다. 초여름에 제철과일로 청을 만들어두면 두고두고 천연 감미료로, 어른들 건강식으로, 아이들 간식으로 활용할 수 있다.
 청은 원래 꿀을 뜻하던 궁중용어다. 예부터 우리나라에서는 철마다 유자나 모과, 매실 들을 꿀에 재어 숙성시켜 상용했는데, 맑은 즙이 고여 유자청이 되고, 모과청이 되고, 매실청이 된다. 요즘엔 꿀 대신 설탕으로 저렴하고 손쉽게 청을 만들게 되었다. 요즘 살림 좀 한다는 주부들이라면 매실이나 유자청 한번쯤은 다 담가보았을 것이다. 하지만 이렇게 대중적으로 청을 담그게 된 것이 30년이 채 되지 않으니 그리 오래된 일은 아니다. 청은 여름에는 차가운 음료로, 겨울에는 따뜻한 차로 마시는 맛도 각별하지만 설탕이나 물엿 대신 음식에 자연스러운 단맛을 내는 양념의 용도로도 그 쓰임이 넓다.
 청을 만들 때는 과일의 당도에 따라 적정량의 설탕을 사용하는 것이 중요하며, 숙성과정에서 과일 자체의 즙이 흘러나온다는 점을 고려해 과일의 양보다 두 배 정도 큰 용기에 담아 보관하는 것이 좋다. 또한 설탕의 양은 수분함량에 따라 조절해야 한다. 수분이 많은 재료는 설탕의 양도 많아야 하며, 수분이 적은 재료는 설탕의 양도 적어야 한다.

많은 이들이 설탕을 이용해 청을 만드는 것에 대해 건강에 해로울까 염려를 한다. 하지만 그리 걱정하지 않아도 된다. 원래 설탕은 사탕수수 속에 들어 있을 때에는 식물 속의 과당으로서 효소가 살아 있는 당분이었다. 그러나 열을 가해 추출되는 과정에서 당분은 효소가 죽어버린 설탕인 자당으로 변한다. 효소가 죽은 당분인 설탕을 직접 먹으면 소화과정에서 많은 소화효소를 필요로 하기 때문에 우리 몸에서 비타민과 칼슘 같은 미네랄이 많이 소모된다. 그래서 건강에 좋지 않은 것이다. 그러나 설탕을 효소가 살아 있는 산야초와 섞어놓으면 발효되면서 다시 효소가 살아 있는 당분, 즉 천연당인 과당으로 바뀐다.

과일청은 주로 음료로 이용되어왔지만 이제 종전과 달리 천연조미료 역할도 톡톡히 한다. 제철에 땅에서 나는 모든 오곡백과들을 청으로 만들 수 있어, 철마다 미리 만들어두면 계절에 구애받지 않고 즐길 수 있다. 발효를 거친 청은 그 재료의 특성을 고스란히 담고 있으면서도 건강을 더했기 때문에 마늘이 필요한 음식에는 마늘청을, 고기 음식의 잡내를 없애려면 모과청을 이용하면 더없이 좋다. 초고추장을 만들 때에도 설탕 대신 사용하면 좋고, 나물을 무칠 때같이 각종 음식의 소스와 설탕 대용품으로 사용할 수 있다.

뭐니 뭐니 해도 청의 가장 큰 장점은 음식과의 어울림이다.

발효과정을 통해 재료 특유의 맛이나 향이 음식과 겉도는 것을 막고, 풍미를 살려준다. 생마늘을 찧어 넣고 갈비찜 양념을 할 때에는 별도의 숙성시간이 필요하지만, 마늘청을 넣으면 별도의 숙성시간 없이도 충분히 고기와 양념의 맛이 어우러진다.

이 청을 거르고 남은 과실을 갈아 엿기름을 넣고 약한 불에 은근히 고은 것이 바로 '고膏'다. 사전상의 의미로 고는 약재를 진하게 고아서 만든 농축약이다. 그야말로 고는 열을 가했기 때문에 당도와 점성이 높아 보관이 쉽고, 적은 양으로도 충분히 맛을 낼 수 있다. 이러한 고는 물엿이나 조청과 같은 용도로 사용할 수 있다. 또한 약이 귀했던 시절에는 매실고 같은 것을 구급약으로 상비해두었다가 소화불량, 구토, 이질, 설사 같은 증세를 보이면 요긴하게 썼다. 고는 약을 달이듯이 은근한 불에 인내심을 갖고 기다려야 얻을 수 있는데, 달이는 사람의 정성이 약효의 반이라는 말처럼 재료의 효능이 그대로 우러나와 농축되어 있다고 볼 수 있다.

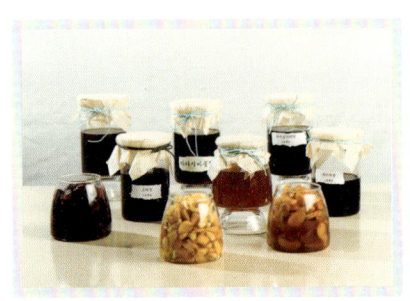

ⓒ 스튜디오 아자

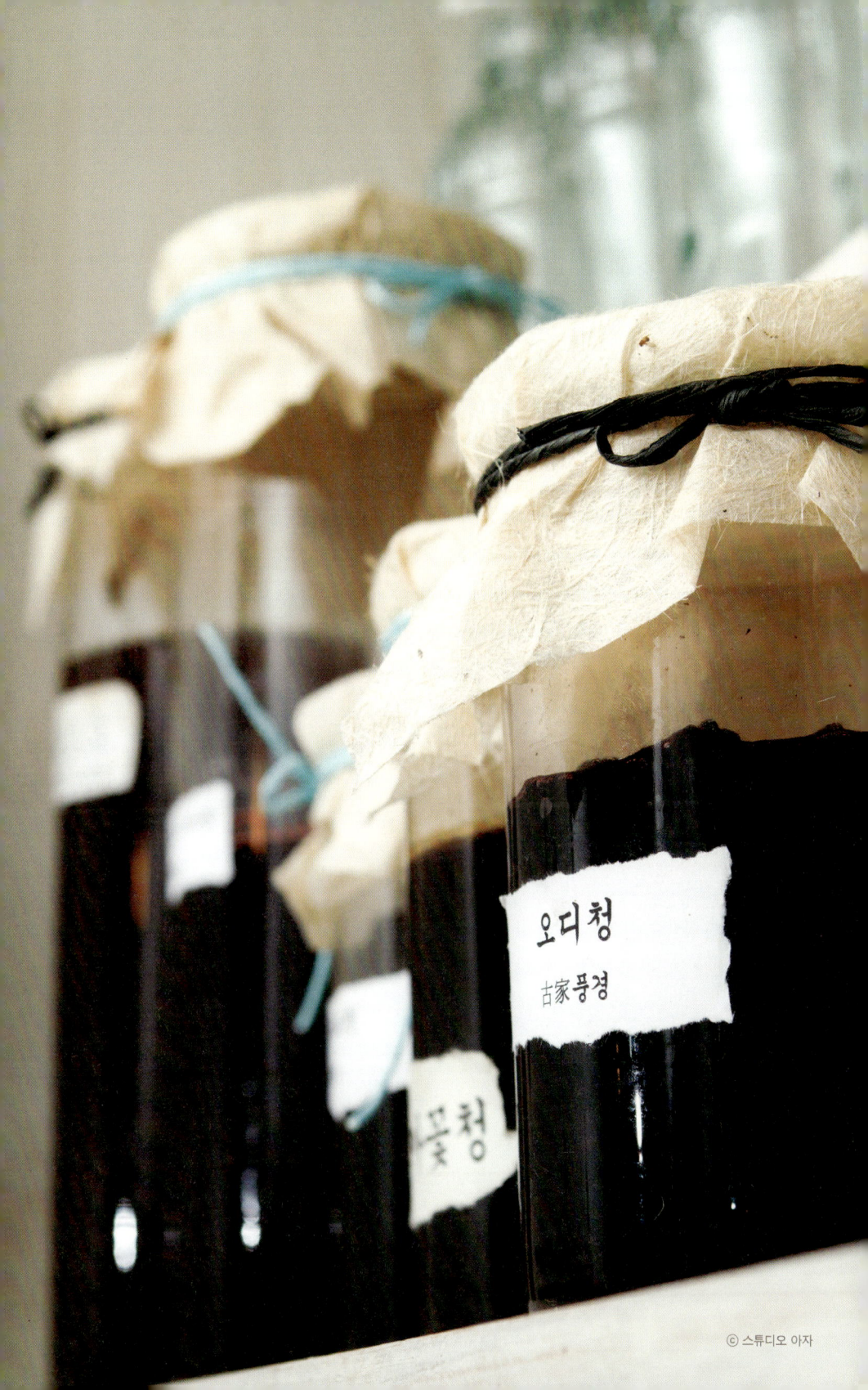

제철 산야초 식초와 청, 고

　이른 봄 갓 피어나기 시작하는 두릅, 뽕잎, 칡 같은 산야초의 새순을 채취한 후 무쇠솥에 덖어 차로 만들면 1년 내내 산야초의 건강을 마실 수 있다. 산야초란 산이나 들에 자생하는 풀을 말한다. 이렇게 산과 들에서 자라는 식물 대부분은 청의 원료가 될 수 있다. 그중 약이 되는 식물의 잎과 꽃, 열매, 뿌리와 전초가 식초와 청의 원료가 된다. 산야초 식초나 청을 만들 때에는 무엇보다 원재료가 결정적인 역할을 한다. 반드시 오염되지 않은 청정지역에서 채취해야만 효능이 뛰어나다.

　채취한 산야초들은 항아리에 설탕과 섞어 넣고 입구를 한지로 봉해두기만 하면 된다. 설탕의 농도에 의해 삼투압작용이 일어나면서 산야초 자체에 있던 효소가 설탕을 먹잇감 삼아 발효작용을 시작하면, 청이 고이기 시작한다. 일반적으로 다섯 가지 이상의 산야초가 혼합되면 독성이 미약한 것은 서로 상생작용이 일어난다고 하니 여러 가지 산야초를 섞어 백야초 청과 식초를 만들어보는 것도 좋다. 우리네 산과 들의 기운을 고스란히 받고 자란 백 가지 산야초를 발효시켜놓은 백야초 청과 식초는, 그 어울림이란 푸른 영산 하나를 통째로 제 안에 들여놓은 것과 같다. 몇 년만 묵혀두어도 백 년 묵은 영약 못지않으니 발효의 위대한 힘을 느끼게 될 것이다. 이렇듯 발효는 산야초를 산약초로 변화시킨다. 산야초 청을 복용하면 영양분 및 산소흡수 촉진, 소화 촉진, 체질 개선, 노화 방지, 신진대사 촉진, 비만 방지, 해독정화작용 등 노폐물 배출과 몸속에서의 새로운 조직형성을 기대할 수 있다.

봄이면 쑥, 민들레가 지천이고, 여름이면 오디며 개복숭아가 흔해진다. 주렁주렁 달린 감나무의 감들이 가을을 알리고, 엉겅퀴며 산도라지 같은 산나물까지 청의 재료가 되는 겨울이 오면 어느새 지난해 봄에 담가놓은 민들레청이 은은하게 익어간다. 다 익은 항아리의 청은 걸러내고 과육만 갈아 고로 만들면 그 농축된 힘도 기대해볼 법하다.

자연이 주고 시간이 만든 제철 산야초 식초와 청, 고를 어떻게 즐겨야 할까?

산야초에 설탕만 섞어 발효·숙성하는 청은 그 자체만 물과 희석해 음용해도 더할 나위 없이 좋고, 양념에 넣어 설탕 대신 맛을 내는 것도 좋은 활용법이다. 산야초 청은 정장·해독작용과 항혈당, 항콜레스테롤, 항암작용을 한다. 그러므로 육류 섭취 시 올 수 있는 소화장애, 비만, 고혈압, 동맥경화 같은 부작용을 충분히 무찌를 수 있는 음식이요, 약인 셈이다. 여기에 한 가지가 아닌 서로 보완작용을 하는 산야초 서너 가지를 섞어 청을 담근다면 그 효과는 배가 된다.

산야초 청을 담근 후 원액과 내용물을 분리하고 나면 내용물은 식초로도 재활용할 수 있다. 분리한 내용물에 생수를 넣고 남은 즙을 우려낸 뒤 맑게 걸러 씨식초와 누룩을 넣고 따뜻한 곳에 한 달 이상 보관하면 천연식초가 되는데, 이렇게 만들어진 식초 역시 음용하거나 양념에 첨가해 맛을 내면 유용하다. 식초성분의 하나인 아세트산이 혈액이 탁해지는 현상을 방지해 고혈압과 동맥경화를 예방한다. 또한 산야초 청과 식초는 찬물에도 잘 녹아 여름음료로도 최고의 맛을 가진 보양식임을 자랑한다.

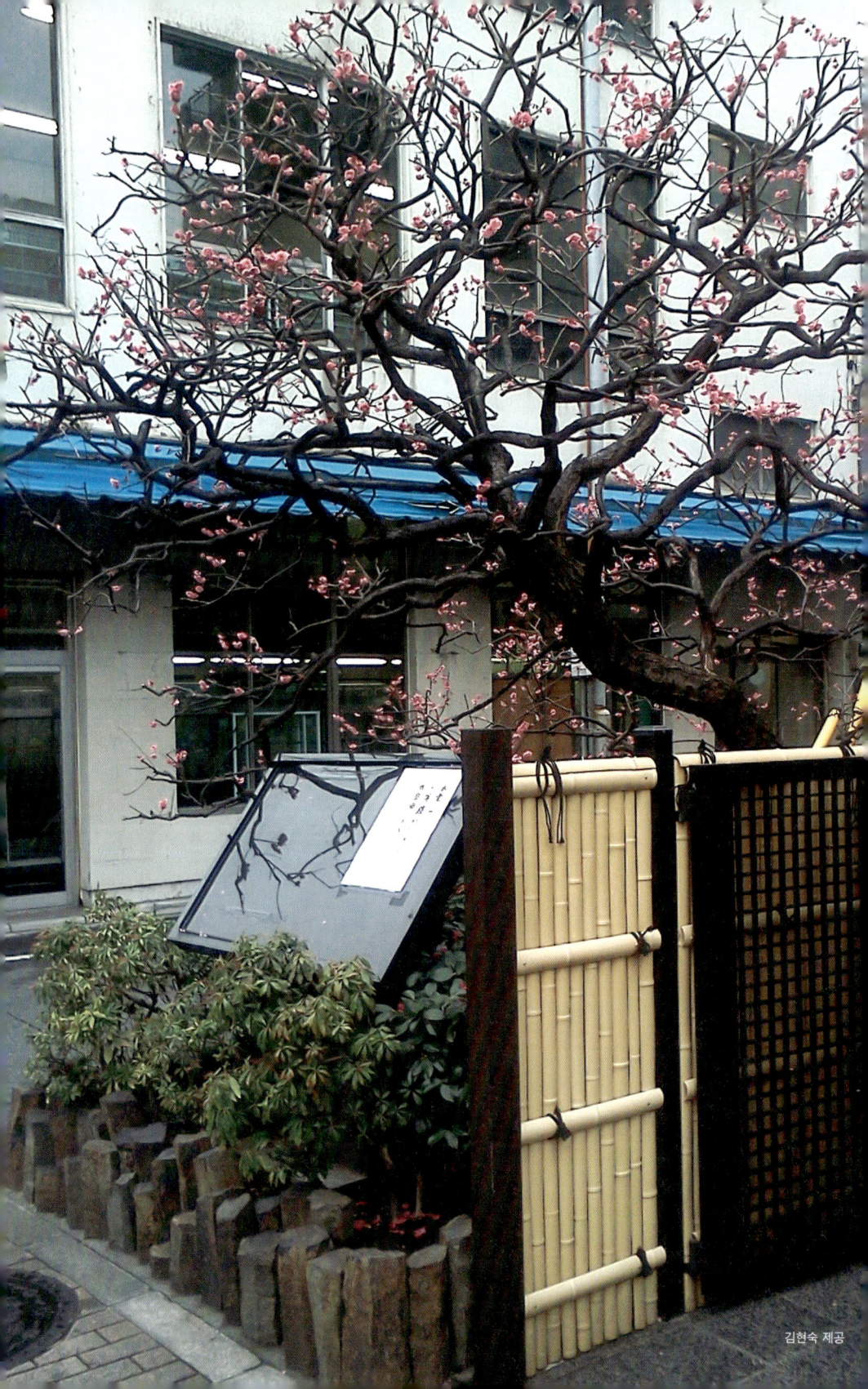

김현숙 제공

일본인도 반한
천연식초와 청

15년의 장기불황 기간 동안 70퍼센트
성장이라는 실적을 올려 '일본 백화점 업계의 신화'로
불리는 이세탄! 일본 언론과 각종
경제연구소에서는 이세탄백화점이 가진
성공의 열쇠로 타의 추종을 불허하는
'독특하고 철저한 고객중심주의'를 꼽는다.
실례로 우리나라 백화점의 한 임원이 이세탄백화점에서
사람을 만나기로 했는데, 약속시간이
엇갈리면서 만나지 못하게 되자 백화점 측에
안내방송을 부탁했다고 한다.
그러자 이세탄백화점 측에서는 안내방송은 물론이고
직원이 직접 약속장소에 나타나 함께 기다려주고
손님이 약속한 사람과 잘 만났는지
확인한 뒤에야 돌아갔다는 것이다. 고객 관점에서
차별적인 가치를 제공하고, 매장별로
차별화전략을 구사하고 있는 이세탄백화점!
이곳 이세탄백화점에 연
첫 번째 한식당이 바로 古家다.

일본 최고의 백화점, 이세탄

　일본 신주쿠에 위치한 이세탄백화점은, 1886년 개장한 이후 현재 세계적으로 가장 우수하다고 평가받는 명실공히 최고의 백화점이다.
　이세탄백화점에는 '오카이바'라는 신조어가 있다. 이는 우리가 흔히 아는 물건을 파는 장소인 매장을 '고객이 주인공이 되어 쇼핑을 즐기는 곳'으로 새롭게 해석한 용어라고 한다. 고객을 우선으로 하는 이세탄백화점의 자세가 확실하게 드러난다. 단어 하나까지 손님 입장에서 생각하고 마음가짐을 다르게 하겠다는 각오가 느껴진다.
　이세탄백화점의 직원들은 '세시기 달력'이나 'want slip'이라는 메모장에 오카이바에서 고객과 나눈 사소한 대화들을 꼼꼼히 기록한다고 한다. 고객이 원했지만 아이템이 없어 판매되지 못했던 상품, 특정한 이유 때문에 고객이 구매하지 않았던 상품을 체크해 고객이 원하는 상품의 리스트를 만들고 개선하는 것이다. 고객을 만족시키면 이익은 저절로 따라온다고 믿는 것이리라. 또한 이세탄백화점에서 흔히 볼 수 있는 모습 하나가, 직원들이 고객을 에스컬레이터까지 배웅하며 대화를 나누는 모습이라고 한다. '상품을 판매한 이후부터 고객과의 진정한 관계가 시작된다'는 서비스 정신을 엿볼 수 있다. 우리나라의 백화점들이 개점시간에만 90도의 예의 바른 인사로 고객을 응대하는 것과 달리 이세탄백화점에서는 24시간 고객에게 허리를 굽혀 인사하는 것이다. 고객의 소소한 요구까지 주의를 기울이는 세심한 서비스를 받은 고객이 어떻게 이세탄백화점을 잊을 수 있겠는가.

그러나 서비스로만 이세탄백화점의 성공비결을 이야기하기에는 이르다. 이세탄백화점의 또 하나의 장기는 정확하고 치밀한 고객 분석력이다. 그리고 끝내는 고객의 욕구를 채워줄 수 있는 상품을 기획해 진열대에 올리고 마는 추진력 또한 가지고 있다. 철저한 시장조사와 오랜 기간 축적된 고객정보, 이세탄백화점만의 독특한 분석 노하우는 언제나 불가능을 가능케 했다. 잘 알려진 것처럼 1990년대 이전 이세탄백화점의 경영진들은 다른 백화점들이 우수한 바이어를 스카우트하고 화려한 매장을 지을 동안, 상품 연구를 통하여 미국의 '바니스 뉴욕'과의 제휴를 맺었고, 머천다이징 부문에서 이세탄백화점의 바이어들이 상당한 노하우를 습득할 수 있는 계기를 만들었다. 이러한 성과는 1990년대 백화점의 평준화가 시작되었을 때, 다른 백화점들과의 확연한 차별화를 안겨주었다. 이 시기 이세탄백화점의 바이어들은 사상 유례없는 성공을 거두었다고 하는데, 이러한 선견지명이 오늘날에도 영향을 미치고 있는 것이다.

　새로운 발상과 과감한 시도, 이 두 가지가 이세탄백화점에게 배워야 할 모든 것이 아닐까 싶다.

일본을 사로잡은 깊은 맛

처음 古家가 별다른 광고 없이도 입소문을 타고 알려졌던 것처럼 古家와 이세탄백화점의 인연도 古家를 오간 지인과의 인연으로 시작되었다. 종가 음식 전시를 통해 고가를 알게 된 '파인푸드솔루션'의 이덕영 대표가 어느 날 古家에서 손님들과 점심을 함께했다. 그 손님들은 바로 우리나라를 방문한 이세탄백화점 식당가 운영사 중 하나인 센트레스타 담당자들이었다.

여느 때와 마찬가지로 신선한 제철 식재료와 식초, 청 들을 이용해 정성스럽게 상을 차려냈다. 이제까지 古家를 처음 찾은 분들은 누구나 정성과 시간으로 빚어진 오묘한 식초와 청의 맛에 대해 궁금해했다. 古家 상차림은 보통의 틀에 박힌 한정식이라기보다는 계절마다 제철 식재료를 대체해 천연식초와 청을 기반으로 양념한 음식들이기 때문이다. 역시나 그들의 미각도 우리네와 별반 다르지 않았나 보다. 아니, 오히려 더 세심하고 집요하게 양념으로 쓰이는 식초와 청, 요리법에 대해 물었다. 마치 음식을 먹으러 온 손님이 아니라 음식을 배우러 온 이들처럼 보일 정도였다.

일본은 식초와 장아찌에 대해서는 이미 우리나라보다 정통하다. 발효식품에 대한 대중의 관심 또한 꾸준히 이어져 오고 있어 그 명맥을 지키기도 수월할 것이었다. 일본의 흑초와 매실장아찌는 이미 세계적으로도 널리 알려져 있으며, 전 세계 수입 매장에서도 흔히 볼 수 있다. 그러한 일본인들의 시각에서 평소 우리나라의 음식문화는 짙은 마늘향과 자극적인 고춧가루의 매운맛, 한 냄비에 여러 숟가락을 함께 담는 식탁문화 정도로 일축된다. 하지만 여느 한식과는 다른 古家 상차림은 그래서 더욱 인상적이었던 모양이다. 게다가 전 세계적으로 관심을 받고 있는 발효식품 열풍도 한몫을 했다.

 일본으로 돌아간 이세탄백화점 관계자들은 다시 古家를 찾았고, 평소 발효식품에 관심이 많았던 일본 현지의 분위기와 깔끔하고 정갈한 식탁을 원하는 일본의 식문화에 古家 음식이 딱 맞을 것이라는 분석을 내놓았다. 그리고 古家 이름을 내건 팔십 석 규모의 한식당 오픈을 결정했다. 깐깐하기로 소문난 일본에서도, 더욱이 깐깐하기로 유명한 이세탄백화점에 한식당으로는 최초로 古家 이름을 걸게 된 것은 더없이 자랑스러운 일이다.

 근 1년간 이덕영 대표와 여러 지인의 도움으로 이세탄백화점 관계자와 메일을 주고받고, 직접 방문을 하기도 하면서 서로가 갖고 있는 장점을 극대화시킬 묘안을 찾았다. 몇 회에 걸쳐 古家를 찾은 현지 직원들과 함께 메뉴를 만드는 실습을 하고, 식초와 청에 대해 설명했다.

 하루는 실습 나왔던 일본인 직원들이 식초와 청이 담긴 항아리를 열었을 때 우수수 날아가는 초파리들을 보고 기겁을 하기도 했다. 그들은 벌레가 꼬인 항아리들을 미심쩍어했지만 초파리는 식초가 잘 익어가고 있다는 증거다. 인위적인 첨가물 없이 자연발효시킨 식초에는 초파리가 꼬이기 마련이다. 사람보다 곤충이 몸에 좋은 것은 더 잘 알아차린다. 벌레 먹은 사과가 가장 달고 맛있는 것처럼 말이다. 그렇게 기겁하는 일본인 직원에게 6년 된 석류식초를 꺼내어 맛보여주었더니 더 이상 초파리 걱정은 하지 않았다. 모르긴 몰라도 일본의 어느 집

식초 항아리에서 초파리가 들끓는 것과 같지 않을까.

이렇게 서로 이해를 구하고, 조율을 하면서 선보일 메뉴와 식기들, 앞치마의 디자인과 색까지 세심하게 논의한 끝에 드디어 2011년 古家는 이세탄백화점 최초의 한식당으로 문을 열게 되었다. 앞으로 古家는 일본 내에서 우리나라의 숨겨진 맛을 알리고, 우리음식에 대한 인식 자체를 바꿀 만한 소통의 창구 역할을 할 것이다.

일본 시찰을 간 기회를 틈타 이미 일본에 문을 연 다른 한식당을 찾았던 적이 있다. 그곳에서 먹은 우리 김치 맛은 특유의 숙성과정 없이 익히지 않은 겉절이 정도였다. 식초와 청을 이용해 맛에 깊이를 더한 古家만의 차별점을 두어야겠다는 생각이 번뜩 들었다. 이처럼 일본인의 입맛을 사로잡을 만한 새로운 메뉴 구상을 게을리하지 않는다면, 한식을 맛있게 먹는 일본인이 하나둘씩 늘어날 수 있지 않을까 작은 기대를 해본다.

古家의 모든 음식은 발효를 통해서 완성된다. 특히 새콤달콤 깔끔하고 시원한 국물 맛이 일품인 순무백김치는 우리 김치 맛의 정수를 보여줄 것이다. 이세탄백화점 관계자들이 최종 시찰을 나왔을 때 산야초를 이용한 초밥을 만들어 상에 올렸다. 고기나 생선을 이용하지 않고 청과 식초, 장아찌만으로 깔끔하게 맛을 낸 덕택에 일본인 취향에는 딱일 것이라는 기대 섞인 대답이 돌아왔다. 이 외에도 산야초청을 이용해 만든 떡갈비 소스와 각종 식초와 청을 이용한 샐러드드레싱도 기대해볼 만 하다. 샐러드의 경우 일본뿐 아니라 전 세계인들이 즐겨 먹고 그 시장이 무한하기 때문에 드레싱 시장에서도 경쟁력이 있을 것이다.

처음 古家의 문을 열고 내 손으로 간판을 세워 밤새 불을 켜놓고 손님을 기다리던 심정이 절로 생각난다. 그때처럼 이세탄백화점에 古家가 문을 열고 나면, 내 마음에 간판이 하나 더 세워질 것 같다. 밤새 꺼질 줄 모르고 손님을 기다리는 마음으로.

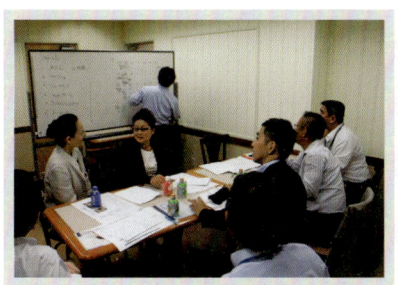

김현숙 제공

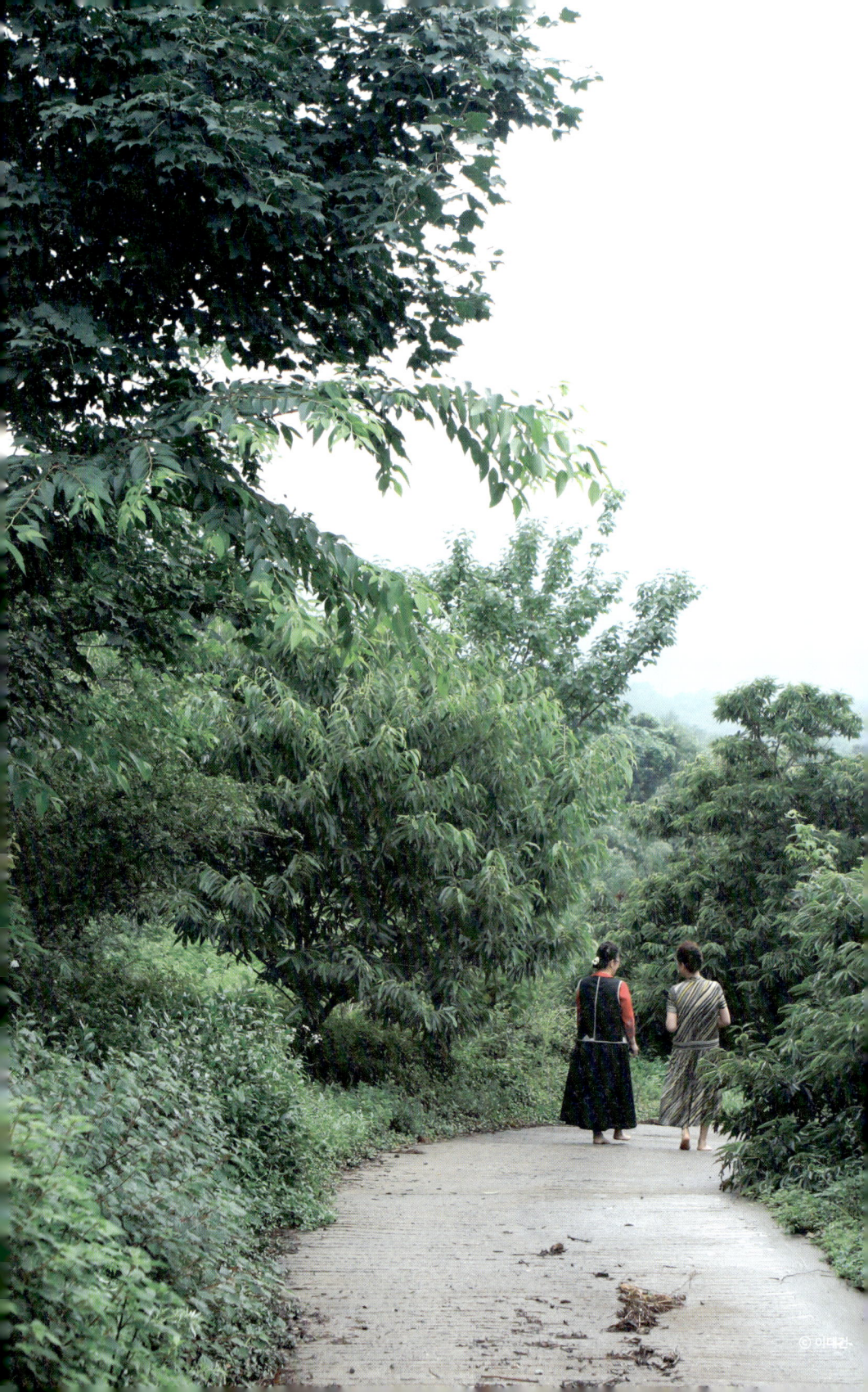

자연 품에서 자라는 식재료와 인연

청이나 식초를 담그든 음식을 만들든,
식재료를 선택할 때 가장 중요하게 여기는 것은
청정한 산지에서 제철에 자란 재료여야
한다는 것이다. 그래서 古家에서 쓰는 식재료는
전국 각지에서 구한다.
어수리, 고추냉이, 버섯, 곰취, 산더덕 들은 강원도에서,
명이나물은 울릉도에서 구한다.
가지나 오이는 여주에서, 산수유 같은
약재는 충북 제천에서, 유자는 고흥에서 들여온다.
김포에서 나는 인삼과 파주와 강화에서 자란
콩이 상 위에 오른다.
서재 한 켠에 꽂힌 서너 권의 두꺼운 사무용 노트에는
이 모든 식재료의 거래처와 그 과정에서
알게 된 사람들의 연락처가 빼곡하게 스크랩되어 있다.
이것들을 살펴보다 보면 내가 어느 시절에
어떤 이를 만나 무엇을 했는지가
또렷이 기억이 난다.
그래서 이 노트들은 내 오래된 일기장이며,
앞으로도 끊임없이 기록될
미래의 회고록이다.

자연이 키우는 제철 식재료

청정한 지역에서 제철에 채취한 식재료는 자연의 건강함을 그대로 담아 우리 몸에 전한다. 제초제나 비료 같은 화학물질을 사용해 농사를 짓거나, 제철이 아님에도 하우스나 수경 재배와 같은 인위적인 재배 방법은 식물이 땅의 기운을 제대로 받지 못하므로 섬유질이 많지 않고 몸에 이로움이 덜하다. 그래서 古家의 식재료는 전국 각지에서 특산물을 공급받아 이용한다. 주방의 필수 양념인 마늘부터 웅어 같은 귀한 식재료까지, 가장 건강한 땅에서 가장 건강하게 자란 것으로 보내주는 이들의 마음은 언제나 넉넉하다.

마늘은 땅에 따라 그 향과 아린 맛이 천차만별이다. 지리산과 단양 마늘을 많이 쓰는데, 알이 실하고 단단하며 알싸한 향이 일품이다. 또 민통선 부근에서 여전히 어부로 일하는 지인은 웅어를 낚을 때마다 직접 공수해주니 고맙기 이를 데 없다. 신선하지 않은 제철 제 토양의 식재료가 아니면 차라리 쓰지 않겠다는 것이 내 생각이다. 이런 깐깐한 식재료 선택 때문에 古家 상차림에 오르는 많은 식재료들은 저마다 사연을 가지고 있다.

특히 식초와 청의 재료로 많이 쓰이는 다양한 산약초의 산지로는 인적이 드문 깊은 계곡, 높은 산이 제격이다. 특히 지리산은 자연이 심고 자연이 키우는 식재료들의 천혜의 산지라 할 수 있다. 제철마다 땅의 기운을 넉넉히 받고 자란 식재료들은 인공재배로 기성품처럼 같은 모양을 하고 마트에 즐비한 식재료들과는 질적으로 차원이 다르다.

이른 봄의 복수초부터 시작해 산수유, 생강나무, 진달래 들이 사시사철 꽃을 피우고 지는 곳, 그곳이 바로 지리산이다. 어디 그뿐이겠는가? 꽃이 지는 자리마다 매실이며, 감이며, 모과와 탱자까지 알굵은 열매가 영글고, 녹차와 고사리, 취나물, 토란대……산나물까지 풍부하다.

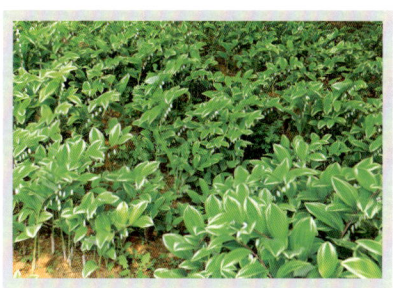
ⓒ 박형주

지리산을 닮은 인연

언젠가 남양주에서 열린 슬로시티 행사에 제자가 참가해 격려차 방문한 적이 있었다. 그곳에서 지리산이 위치한 하동군 악양면 산자락의 금향다원을 처음 알게 되었다. 금향다원은 한살림 경남 조합원 활동가 역할을 하다가 귀농한 지 5년 된 김미희, 이기성 씨 부부가 약 7천여 제곱미터의 산지에 차농사를 짓는 다원이다. 생산부터 가공까지 직접 책임지고 한살림에 발효녹차를 공급하고 있었다. 슬로시티 행사에서 금향다원의 발효녹차를 맛본 후 무작정 김미희 씨에게 전화를 걸었다. 다행히 그녀는 안면도 없는 내 전화를 반갑게 받아주었다. 그때가 2008년이었으니, 이제 그 인연이 만 4년째다.

그렇게 우리는 얼굴도 모른 채 자주 통화를 했고 우리네 식재료와 발효법을 통해 좀 더 체계적으로 건강을 지킬 수 있는 방법을 모색했다. 우리는 그저 믿을 수 있는 식품을 만들고 싶었다. 후에 김미희 씨는 나를 통해 음식과 인생에 대해 더 깊이 고민하게 되었다고 했는데, 내가 생각하기에 지리산에 사는 그녀는 이미 그 한가운데에서 답을 얻지 않았나 싶다.

하늘과 맞닿은 듯한 지리산 거의 꼭대기에 위치한 금향다원에는 옹기들이 즐비한 발효작업장이 있다. 나는 1년이면 꼭 한두 차례 금향다원을 방문하는데, 가장 먼저 들르는 곳이 발효작업장이다. 이곳은 古家의 발효작업장이기도 한 까닭이다. 이제는 언니 동생으로 여길 정도로 마음을 터놓고 지내게 된 김미희 씨에게 매실장아찌와 매실청, 감식초 들을 납품받고 있다.

악양의 매실과 감은 좋은 토양과 기후조건으로 그 맛이 탁월해 이곳의 제철 식재료가 아니면 도저히 그 맛을 낼 수가 없다. 하늘과 맞닿아 있는 지리산 자락처럼 무엇이든 우리 몸과 가까워야 한다. 식재료가 자라는 산지와 키우는 이의 마음이 가까워야 하고, 키우는 이의 마음과 그 식재료를 이용해 음식을 만들어 나누는 이의 마음이 가까워야 하고, 맛있게 먹어주는 이의 마음 또한 가까워야 한다. 그래야 마음이건 맛이건 제대로 느낄 수 있는 것이다.

　지금도 일주일에 서너 차례는 전화를 해 안부를 묻는 지리산의 인연, 멀리 있는 인연이 마음만은 가장 가깝다

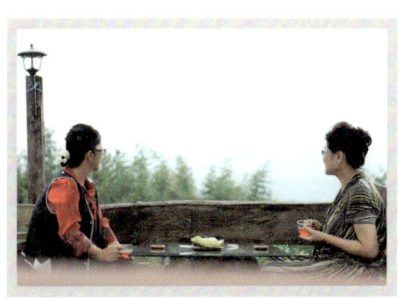
ⓒ 이대건

지리산에 깃든 발효마을

　지리산은 어머니의 산으로도 불리는데, 수많은 준봉과 계곡을 갖고 있음에도 능선이 어머니의 젖가슴처럼 부드럽게 펼쳐져 푸근함을 주기 때문이다. 더불어 지리산은 우리나라에 몇 남지 않은 청정한 자연을 간직하고 있다.
　지리산, 특히 古家에 식재료를 공급하는 지역인 하동군은 세시풍속을 지키고 살리자는 취지로 지자체 내에서의 지속적인 관심과 지원을 받고 있는 곳이다. 하동군은 2009년 차 재배지로는 세계에서 처음으로 슬로시티로 지정되었다. 하동군은 슬로시티를 가장 슬로시티답게 만들어주는 사업의 일환으로 금향다원을 중심으로 한 발효마을 만들기에 착수했다. 이제 이곳은 하동기술센터의 사업지원을 받아 명실공히 우리나라 최초의 발효마을로 개발될 예정이다.
　하동군의 특산물인 유기농 발효차는 물론 다양한 식초와 청을 만드는 발효실을 세워 하나의 타운으로 꾸며보자는 취지다. 마치 네덜란드의 치즈축제처럼 이곳에도 언젠가 식초와 청 음료를 마시고 발효식품을 즐기는 '발효축제'가 열리게 되지 않을까 기대해보기도 한다. 아직 먼일이겠지만, 생각보다 가까울 수도 있겠다는 생각이 드는 것은 예상치 못하게 일어나는 질병과 무기력한 사람들의 모습을 통해서다. 현대에는 원인을 알 수 없는 수많은 질병과 조류독감과 슈퍼박테리아 같은 치료법 없는 질병이 끊임없이 발생하고 있다. 우리 몸은 언제나 위험에 노출되어 있는데, 이때 필요한 것은 면역력이다. 면역력을 기를 수 있는 방법 중 가장 오래되고 일상적인 방법이 식품을 이용한 것인데, 발효식품은 그 흡수와 효능 면에서 다른 것들과 비교할 수 없을 정도로 탁월하다. 이제 발효식품은 식품이 아닌 '약'으로 명명되어야 하지 않을까?

산이나 들, 자연에서 삶의 여유를 찾는 사람들은 물론 도시에서 매일매일 각박한 하루를 이어가는 사람들까지, 모두가 주목하는 '발효' 전성시대다. 건강한 삶을 꿈꾸는 사람이라면 누구나 천연발효를 꿈꾼다. 자연이 키우고, 자연이 발효시킨 지리산 발효마을의 발효식품을 머지않아 맛보게 될 것이다. 이는 우리에게 커다란 행운이다.

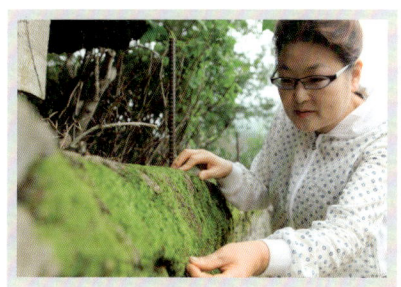

ⓒ 이대건

사계절이 주는

76/
겨울에서
봄/
고가의
대문을
활짝 열고

110/
봄에서
여름/
한강에
웅어가
돌아올 때

146/
여름에서
가을/
식초와 청이
익어가는
장독대

184/
가을에서
겨울/
세월의 깊이가
만들어낸
어울림

건강한 음식, 고가 상차림

겨울에서 봄,
고가의 대문을 활짝 열고

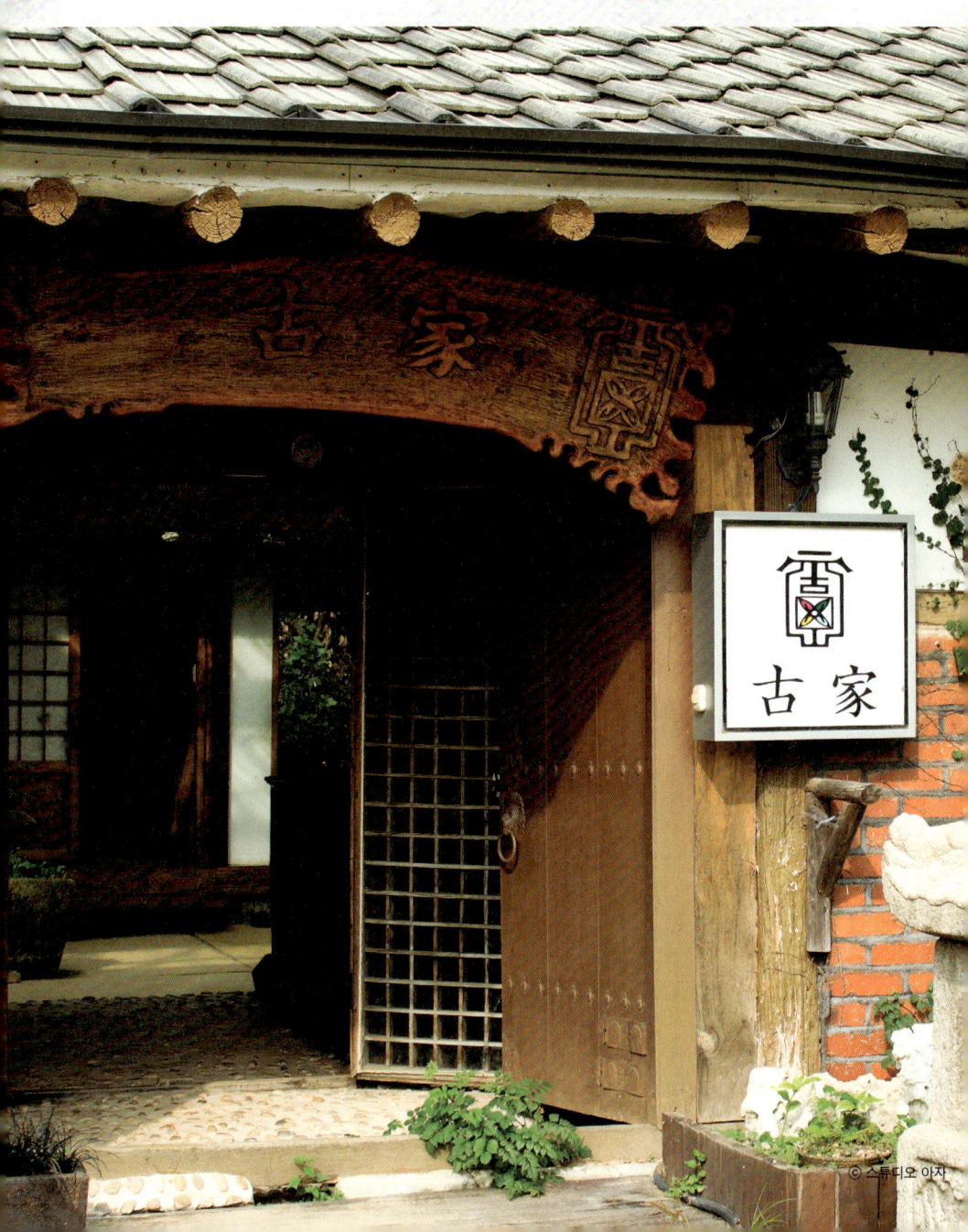

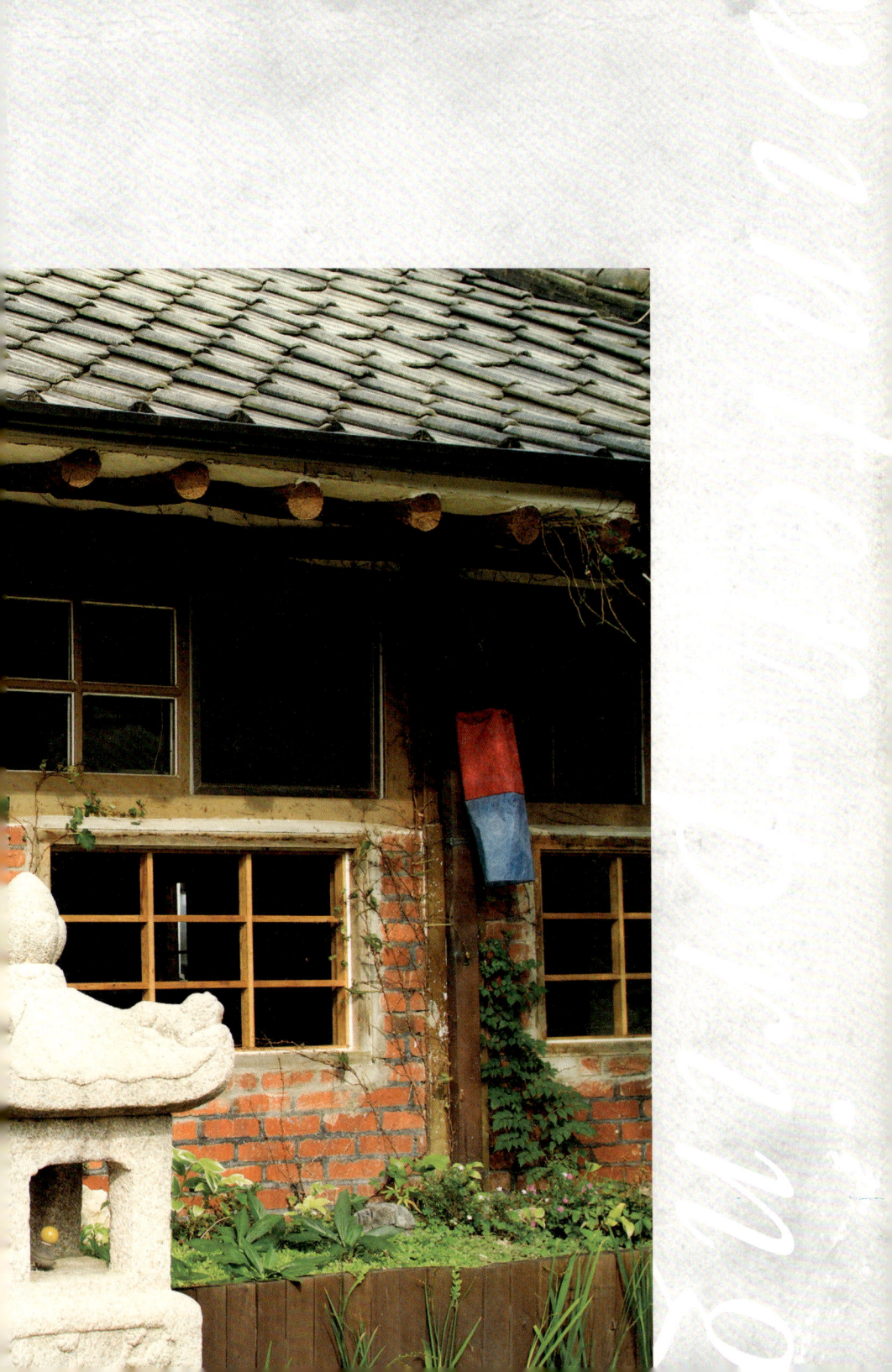

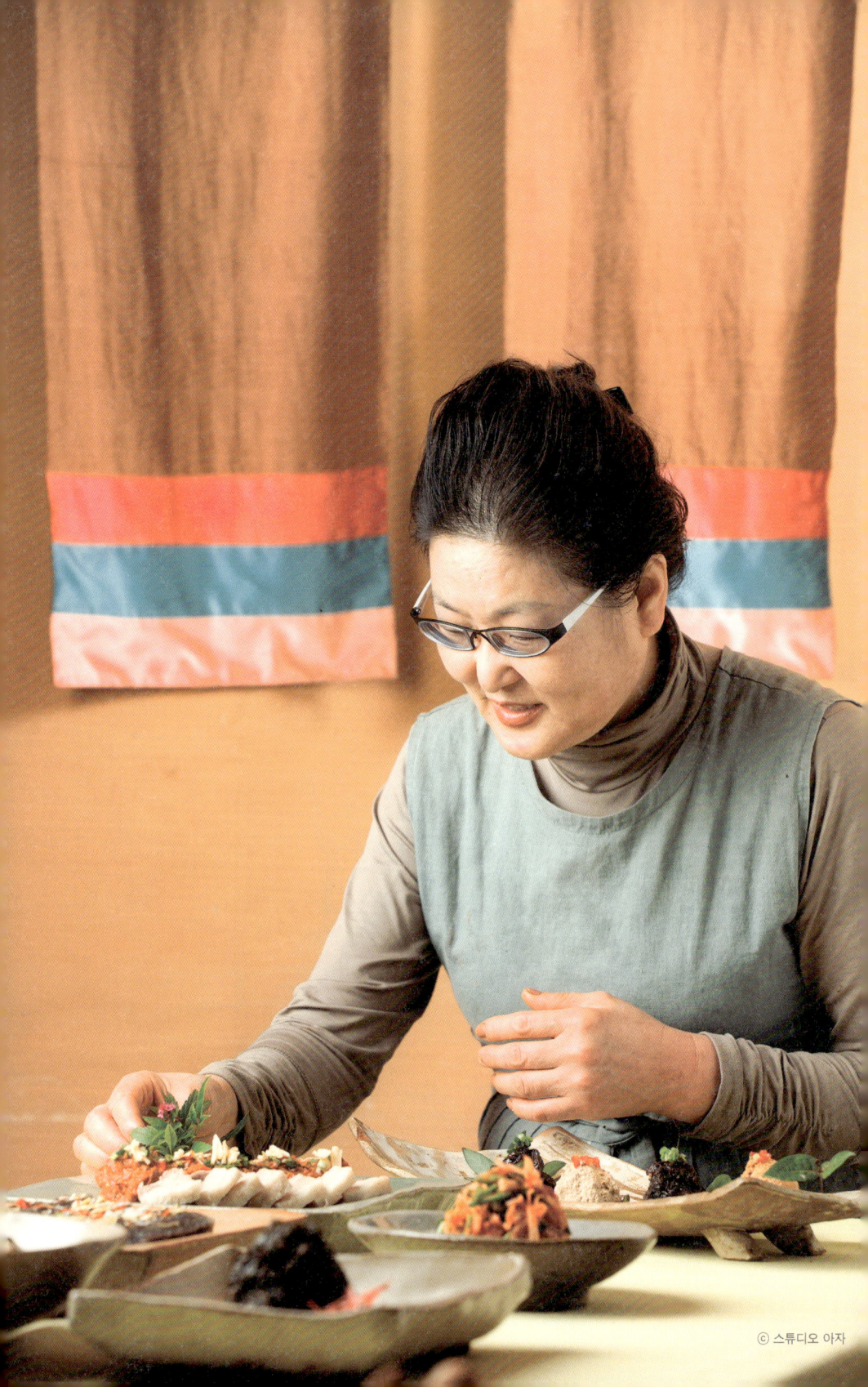

ⓒ 스튜디오 아자

배천 조씨
종부의 삶

제사음식도 전화 한 통이면 뚝딱,
심지어 컴퓨터 화면에 제사상 사진을 띄워놓고
제사를 지내는 시대가 됐다.
하지만 나는 여전히 설과 추석 같은 명절을 제외하고도
한 달 건너 또 한 달, 아니 그보다
빈번히 정성스레 제사음식을
준비하고, 상을 거두는 종부의 삶을
살고 있다. 누군가는 고된 삶을
자처했다며 나를 타박할지도
모를 일이지만, 손에 물 마를 날 없는
종부로서의 삶을 후회하지 않는다. 내 손톱이
닳고 손바닥이 갈라지도록 음식을 만들수록,
기뻐하면서 먹어주는 내 가족과 항상 나를 찾는
손님들이 있기 때문이다.

작은 인연

　남편과 처음 만난 것은 아주 오래전 출판사 교육부기획실의 부장으로 근무했던 때였다. 미국계 기업에서 컴퓨터 헤드 엔지니어로 일하던 남편에게 내 부하직원이 업무상 큰 실수를 저질렀다. 당시 책임자였던 나는 사과를 자청했다. 그것이 인연이 되어 그가 내게 꼭 식사 대접을 하겠노라 약속을 했다. 그냥 인사치레려니 하고 잊고 지냈는데, 어느 날 지금의 시어머니가 내게 전화를 주셨다. 그가 큰 수술을 받고 영동 세브란스 병원에 입원 중인데 꼭 한 번 찾아주었으면 하고 바란다는 것이었다.

　운명적인 이끌림이었을까? 불과 한 번 스친 인연에 불과한 그가 자꾸만 눈에 밟혔다. 아픈 사람이 나를 찾는다는 것에도 신경이 쓰였다. 결국 나는 한 아름 소복하게 꽃다발까지 준비해서 병실을 찾아갔다. 인연은 인연이었나 보다. 얼마 지나지 않아 우리는 결국 부부의 연을 맺게 되었다.

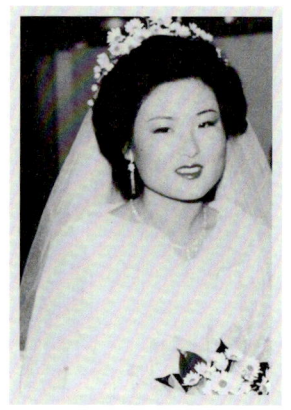

김현숙 제공

슈퍼우먼이 된 종부

 종부로서의 첫 시작은 순탄치 않았다. 남편 내조나 하면서 조용히 집안일만 하라는 집안 어른들의 강압적인 요구가 견딜 수 없었다. 나는 이미 삼십 대의 이른 나이에 근무하던 회사에서 승승장구했고, 그에 대한 책임감도 컸다. 또 누군가의 강요를 통해 억지로 사는 삶이 행복할 것 같지 않았다. 결국 나는 집안 어른들에게 절대 회사를 그만둘 수 없다며 반기를 들었다.
 그때부터 나는 슈퍼우먼이 되어 종부로서의 삶과 직장인으로서의 삶, 모두에 충실하려고 무던히도 노력했다. 타고난 손맛으로 제사상을 차렸고, 종가의 음식을 차츰 익혀갔다.
 그렇게 내가 노력하는 모습을 지켜보던 집안 어른들도 조금씩 마음을 풀기 시작할 무렵이었다. 결혼 전부터 항상 건강이 좋지 않았던 남편이 쓰러져 또 한 차례 큰 수술을 받아야 했다. 모든 비난의 화살은 내 몫이 되었다. 하지만 그런 비난쯤은 감수할 자신이 있었다. 다만 내가 고개 숙일 수밖에 없었던 것은 직장과 집안일에 신경 쓰느라 정작 남편에게 관심을 기울이지 못했던 까닭이었다.
 남편과 나는 사표를 제출하고 무작정 제주도로 여행을 떠났다.
 "우리 시골에 가서 농사나 짓고 조용히 살까?"
 제주도에서 남편이 제안했지만 남편도 나도 농사에 대해서는 손톱만큼도 몰랐기에 엄두가 나질 않았다. 그렇게 1년 정도 쉬고 나자 나는 쉬는 것에도 싫증이 나기 시작했다. 농사는 자신 없었지만 음식 만드는 데는 자신 있었다.

제주에서 얻은 꿈의 시작,
일식당 서귀포

    중학교 때부터 부엌을 들락거리며 음식만들기를 좋아했던 나는 어머니에게 타박도 많이 받았다. 직장에 다닐 때도 복날이면 이삼십 명이 먹을 삼계탕도 내 손으로 직접 만들어 회식을 주도했던 나였다. 심지어 사백 명이 넘는 회사 전체 망년회의 음식 준비도 내가 앞장서서 맡았다. 인원을 고려해 떡과 수육, 김치를 맞추고, 새우젓 양념을 하고, 김밥과 잡채 들로 구색을 맞추어 뷔페식을 꾸미니 회사 사람들 입이 쩍 벌어졌다. 준비하는 내내 나는 행복감을 느꼈다.
    '그래, 내가 가장 잘할 수 있는 것을 한번 해보자!'
    물론 종갓집 종부가 식당을 여는 것에 대해 위신이 떨어진다며 집안 어른들이 반대했지만 나는 김포 시내에 정통 일식당인 '서귀포'를 개업했다. 남편과 여행 갔던 제주의 기억을 떠올리며 내 나름의 각오와 의미를 부여한 상호였다. 그 덕분인지 일식당 '서귀포'는 한참 성업했다.

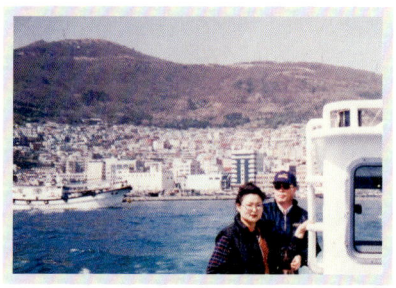

김현숙 제공

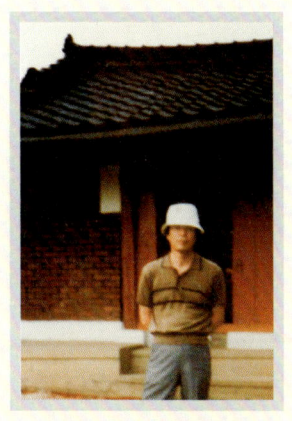

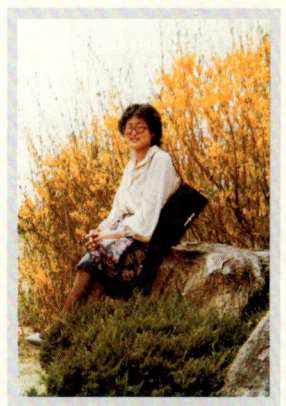

김현숙 제공

위, 종가가 한식당 古家가 되기 전 대문 앞에 선 남편
아래, 회사에서 승승장구하던 시절의 나

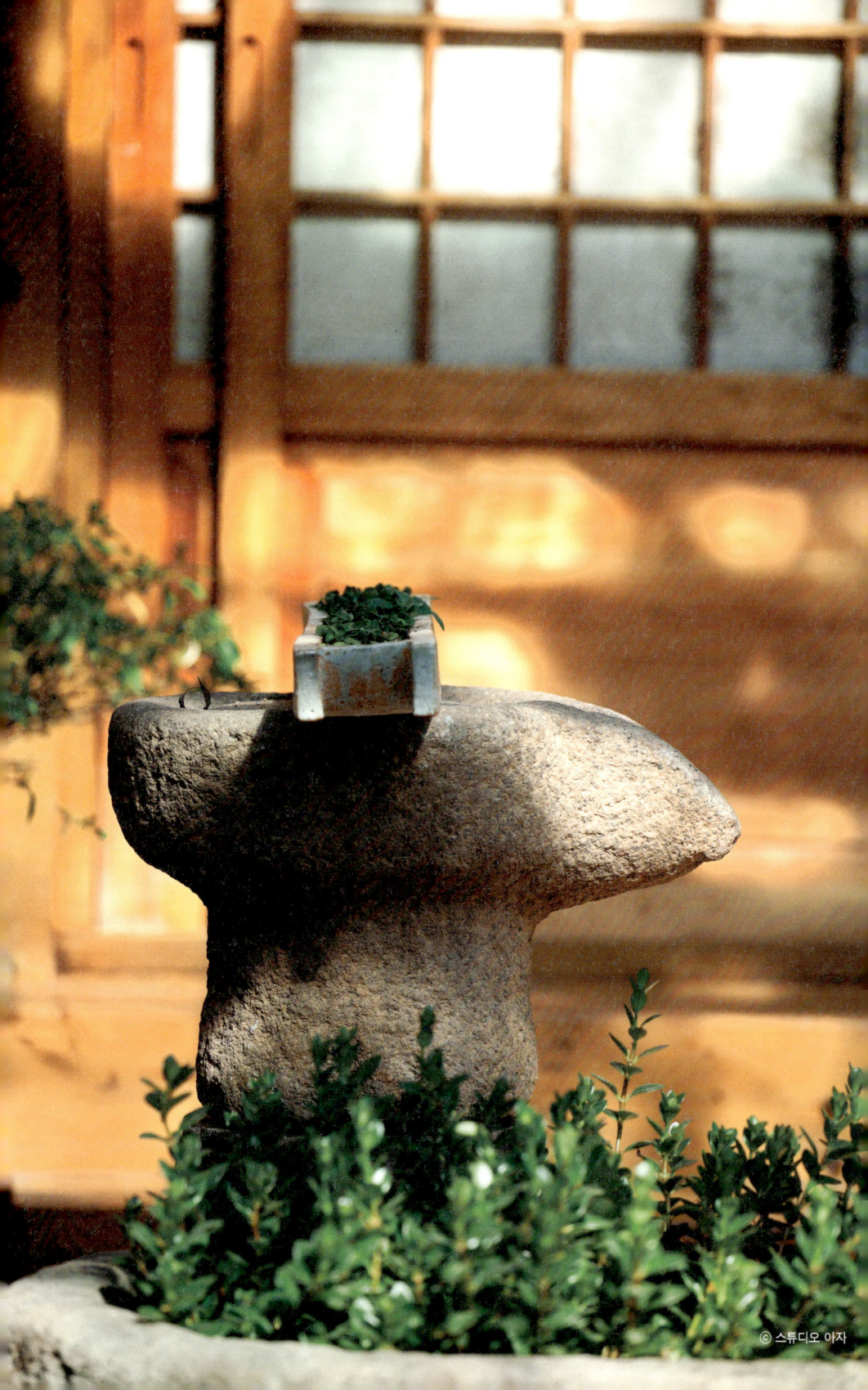

고가, 나의 꿈

일식당 '서귀포'를 운영한 지 몇 년 뒤
지금의 고가가 종손인 남편 앞으로 상속되자,
나는 슬슬 다른 궁리를 하기 시작했다.
고즈넉한 고가의 앞마당에서 나는 홀로 결심했다.
예전부터 관심을 갖고 꿈을 키워가던
전통발효 한정식 식당으로
혁명을 일으키겠노라고. 내가 관심을 가져온
식초와 청 외에도 이미 종가에는
두부장, 두부장조림 같은 여러 가지 발효음식들이
있었으므로 든든한 밑천이
되어주었다.

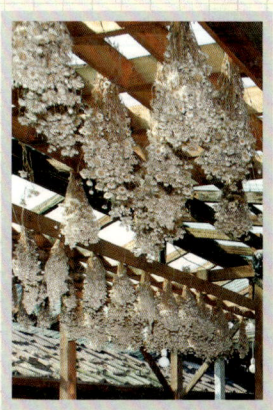

ⓒ 스튜디오 아자

한식당으로 변신한 종갓집, 고가

　예상은 했지만 내가 종갓집을 가게로 개조한다고 선포하자 집안 어른들의 반대는 그 어느 때보다 극심했다. 하지만 나는 옛 건물의 리모델링과 건물 신축을 과감히 진행했다. 지금 생각해보면 어디에서 그런 용기와 추진력이 생겼을까 내 스스로도 놀랍다.

　오래된 고가를 음식점으로 만들기 위해 많은 부분을 개조했기 때문에 모양이 조금 어색하긴 했지만 옛 건물의 이미지를 보존하기 위해 나름 애를 많이 썼다. 형태와 골조를 제외하고는 거의 대부분을 개조하고 수리해야 했다. 지붕에는 오래된 기와를 걷어내고 새로 구운 청기와를 얹었다. 황토 맞벽이었던 벽체도 조적조로 바꿨다. 창도 몇몇 낡아 사용할 수 없는 것들은 새로 만든 격자창으로 교체했다. 하지만 집 전체의 대칭을 구성하고 있는 목재들이나 대문, 낡았지만 사용이 가능한 창들은 손대지 않는 것이 최선이었다.

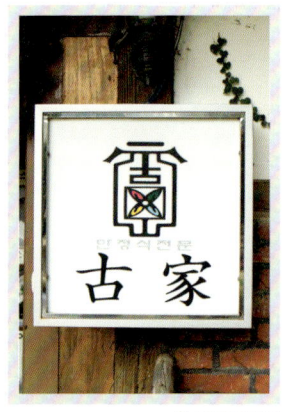

ⓒ 스튜디오 아자

고가를 알리다

　나의 소신은 분명했다. 지금껏 몸이 아픈 남편을 위해 연구하고 또 연구해 건강식을 만들었듯이, 정직한 식재료로 정직한 맛을 내는 자연음식을 손님들에게 대접하고 싶었다. 배천 조씨 종가만이 가진 깊이 있는 맛 또한 자랑하고 싶었다. 그러자면 일단 손님이 와야 하는데 이런 시골 구석에 한정식 식당 古家가 있다는 것을 사람들이 알 리 없었다. 나는 직접 마을로 들어오는 언덕 초입에 몇 십 미터가 넘는 전선줄을 이어 불 간판을 세웠다.

　'비록 불법이라 계고장이 나오겠지. 하지만 계고장을 받고 벌금을 내는 한이 있더라도 소박하지만 몸에 좋은 우리음식을 알리자.'

　진심은 통한다는 말이 맞았는지 다행히도 1년이라는 짧은 시간 만에 古家는 입소문을 타고 손님으로 북적거렸다. 그렇게 1년 정도가 지나자 이번에는 방송국의 음식프로그램 섭외 요청이 들어오기 시작했다. 아리랑TV의 '세계로 가는 요리'를 첫 방송으로 시작해 여러 방송국에서 종가음식과 다양한 발효음식을 소개한 것이 사십 차례가 넘을 정도였다. 古家는 점점 사람들로 북적였고, 내 마음에는 더 큰 꿈들이 불끈거렸다. 한편으로는 그저 음식만들기 좋아하던 일곱 남매 맏딸이었던 내가 160년 전통의 종가를 무사히 지켜낼 수 있게 된 안도감에 한시름을 놓을 수 있었다.

내 마음의 안식처, 허브갤러리

고가의 리모델링을 진행하면서 함께 계획하고 가꾼 것이 허브갤러리다. 처음에는 앞뜰을 가꾸면서 소소하게 평소 관심이 많았던 허브를 키워볼까 했던 것이 이제 허브정원이라 부를 만하게 커졌다.

남편이 외국에서 근무하는 날이 많았기 때문에 나는 외국에 따라나갈 기회가 많았다. 그때마다 언제나 허브음식을 맛볼 수 있었고, 식당에서 흔히 찾을 수 있었다. 그러나 당시에만 해도 국내에는 허브음식을 전문적으로 하는 곳이 드물었다. 대부분 이탈리아 음식에 가미하는 향신료 정도나 관상용으로만 허브를 조금씩 기를 뿐이었다.

어차피 앞이 들이고, 뒤가 산이니 나는 이곳에 허브를 테마로 한 공간을 꾸며 전원생활을 즐기자는 생각을 했다. 그래서 새로이 허브음식점과 전원카페를 꾸미게 되었던 것이다.

허브갤러리는 삼 층 콘크리트 건물로 설계했다. 건물은 지붕을 깔끔한 아스팔트 싱글로 마감했고, 외벽을 드라이비트로 처리해 세련된 느낌과 단열효과까지 동시에 잡았다. 건물 측면의 선은 치마저고리를 연상시키는데, 한옥인 고가와 분위기를 맞추기 위해 한복의 허리춤 모양을 본떠 설계하자는 의견에 따랐다.

이곳 일 층에 있는 서재에서 남편과 나는 함께 허브차와 음식 연구하면서 시간을 보냈다. 또 이 층과 삼 층은 개방을 해 손님을 받았다. 손님들이 내가 직접 기르고 말린 다양한 허브차와 허브음료를 즐기면서 두런두런 담소를 나누는 모습을 보노라면 남편과 나는 절로 미소가 지어졌다. 남편과 나는 누군가를 '대접'하고 그 만족스러운 얼굴을 보는 것이 하나의 기쁨이었다.

지금은 허브갤러리가 식초와 청을 주로 한 발효음식강의실로, 식초시음장으로 두루 쓰이고 있다. 허브갤러리에서 식초를 맛보고 건강을 마신 것 같다며 즐거워하는 방문객들을 보면 마음이 흐뭇하다. 남편과 나의 안식처가 이제는 사람들에게 건강을 나눠줄 수 있는 활기찬 공간으로 거듭나게 된 것이다.

여전히 나는 허브갤러리의 서재에서 강의 준비를 하며 마음의 안식을 찾는다. 지금도 허브향이 가득한 건물 안은 남편을 비롯해 나의 첫 손님들과의 추억이 가득한 내 마음의 안식처다.

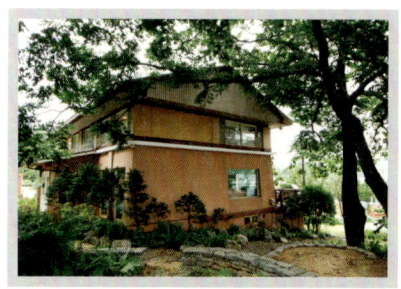

ⓒ 스튜디오 아자

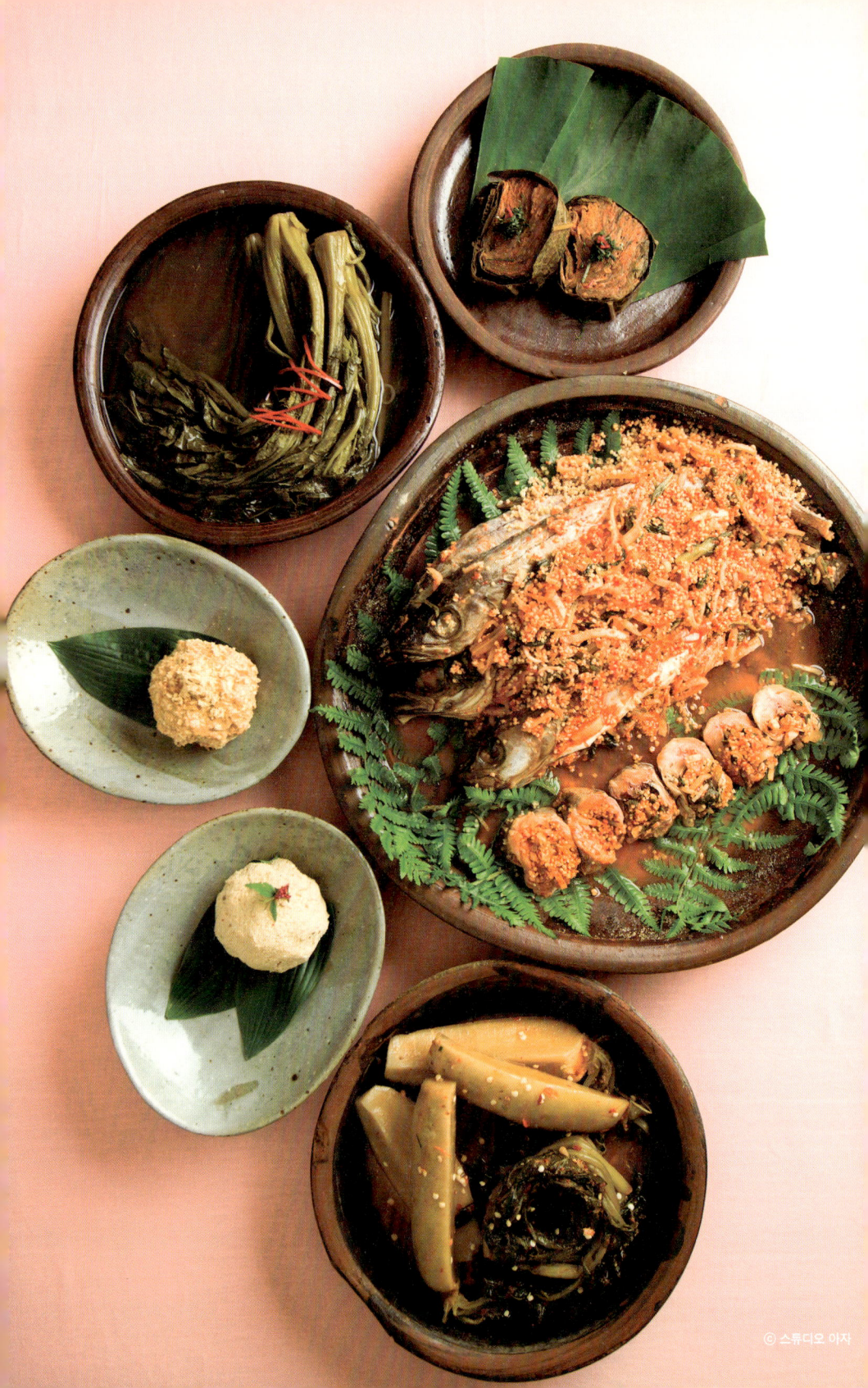

두부토종치즈와 생태식해로
차린 내림밥상

내림음식은 우리 조상들이 쌓아온
오랜 경험과 지혜의 산물이다.
똑같은 재료로도 그 집만의 전통과 조리법에 따라
음식의 맛이 달라질 수 있다.
종가의 며느리로 살면서 나 또한 자연스럽게
시어머니에게 음식 솜씨를 내려받게 되었다.
이제 삼십삼 대째, 내 손으로 그 깊은 맛을 이어가고 있는
김포 배천 조씨 종가 내림음식의 특징은 '발효'다.
그 발효를 통한 정점의 맛을 보여주는 내림음식은
토종치즈와 생태식해. 특히 생태식해는
내가 스물다섯 살에 시집와서
처음 배운 음식으로 그 의미가 남다르다.
생태는 명태를 부르는 여러 가지 이름 중 하나로
싱싱한 생물 상태의 명태를 지칭한다.
함경도와 일본, 동해안지방에서는 이 명태의 간으로
기름을 짜서 등불을 밝혔다고 한다.
그래서 '밝게 해주는 물고기'라는 뜻의 명태明太라
불렀다는 설이 있다.
또 함경도에서는 영양부족으로 시력이
좋지 않은 사람들이 많았는데, '명태 간을 먹으면
눈이 밝아진다'고 해 이름이 붙여졌다고도 한다.

상태에 따라 생태, 동태, 북어 또는
건태, 황태, 코다리, 백태, 흑태, 깡태 같은 여러 가지 이름을
가진 명태는 그 이름만큼 활용도가 많은 식재료다.
전으로, 국으로, 찌개로, 포로, 무침으로,
찜으로, 구이로 활용도가 다양한 만큼 맛과 식감도
풍부하다.
생태식해는 뼈부터 살까지, 이런 명태의
모든 부위를 통째 즐길 수 있는
음식이다. 흔히 접할 수 있는
가자미식해처럼 생태식해 또한

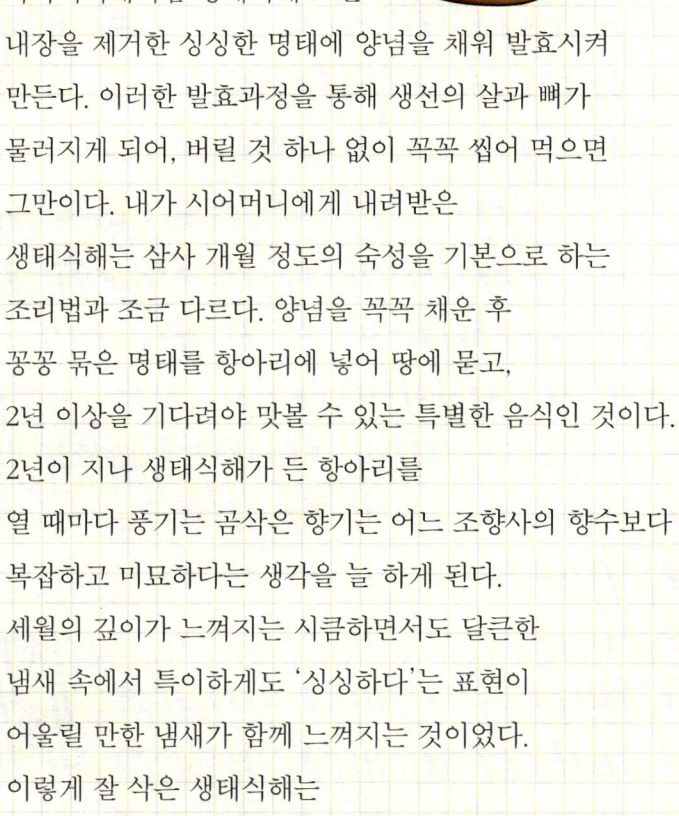

내장을 제거한 싱싱한 명태에 양념을 채워 발효시켜
만든다. 이러한 발효과정을 통해 생선의 살과 뼈가
물러지게 되어, 버릴 것 하나 없이 꼭꼭 씹어 먹으면
그만이다. 내가 시어머니에게 내려받은
생태식해는 삼사 개월 정도의 숙성을 기본으로 하는
조리법과 조금 다르다. 양념을 꼭꼭 채운 후
꽁꽁 묶은 명태를 항아리에 넣어 땅에 묻고,
2년 이상을 기다려야 맛볼 수 있는 특별한 음식인 것이다.
2년이 지나 생태식해가 든 항아리를
열 때마다 풍기는 곰삭은 향기는 어느 조향사의 향수보다
복잡하고 미묘하다는 생각을 늘 하게 된다.
세월의 깊이가 느껴지는 시큼하면서도 달큰한
냄새 속에서 특이하게도 '싱싱하다'는 표현이
어울릴 만한 냄새가 함께 느껴지는 것이었다.
이렇게 잘 삭은 생태식해는

자박자박 찌개를 끓여 먹어도 맛있고,
그대로 썰어 먹어도 그 맛이 일품이다.
배천 조씨 종가 내림음식은 생태식해뿐만이 아니다.
앞서 이야기한 코리안치즈나 된장치즈로 불리는
두부토종치즈가 바로 그것이다.
두부를 주재료로 이용한 두부토종치즈는 내가
가장 좋아하는 반찬이기도 하다. 하얀 쌀밥에 얹어
쓱쓱 비벼 먹으면 든든한 한 끼 식사가 된다.
두부와 된장, 둘 다 주재료는
밭의 고기라고 불리는 콩이니 그 든든함이야
이루 말할 수 없다. 지금이야 마트는 물론
지천에 널린 편의점에서도 손쉽게
가공된 두부를 구입할 수 있지만, 시집오기 전 친정에서부터
나는 두부 만드는 것을 지켜보았다.
지금도 누르스름한 두부콩을 잘 골라내어 불린 뒤
맷돌로 슥슥 갈아내던
친정어머니의 모습이 눈에 선하다.
큰 가마솥에 불을 때고 잘 갈아놓은 콩비지를 끓이면
어느새 비린내는 사라지고 고소한 냄새가
온 마당을 가득 채우게 된다.
그러면 그날 새참은 어김없이
몽글몽글 끓어오른 순두부가 되었다.
아무 간을 하지 않아도 방금 만든 순두부는
참기름 한 방울로 그 양념이 충분했다.
하루종일 콩을 손질하고, 끓이고, 굳히고.

두부를 만드는 과정은 여간 힘든 일이 아니다.
그렇다고 매 끼니마다 콩비지를 끓여 두부를 할 수도
없는 노릇이다. 이럴 때 두부토종치즈를 만들어두면
두부보다 훨씬 저장하기가 용이하다.
두부토종치즈는 두부에 메줏가루를 섞어 십오 일 정도
숙성시키면 마치 서양의 치즈처럼 쾌쾌한 향이 풍긴다.
이 향기는 서양의 치즈보다 훨씬 담백하고 깊다.
동물성단백질이 아닌 식물성단백질인
'콩'이 주원료이기 때문이다.
발효를 거친 두부토종치즈는 오랜
시간 보관이 가능해 겨울철
종가의 중요한 단백질 공급원이
되었다. 별도의 양념을 더하거나
그냥 그 상태 그대로 밥에 비벼
먹을 수도 있고, 찌개를 만들어 먹어도 맛이 좋다.
찌개로 끓일 경우에는 별도의 밑간과 양념이
다 되어 있어 다른 재료가 필요 없이
물만 넣어 자작자작하게 끓여내면 되니
조리하기도 수월하다. 일단 재료가 준비되면
모두 섞어 버무리고 숙성시키기만 하면 되니
만드는 방법도 의외로 간단하다.
배천 조씨 종가음식의 특징은 방법은 간단하지만
가장 중요한 양념으로 기다림이 필요하다는 것이다.
생태식해건 두부토종치즈건
넉넉한 마음으로 기다려야 깊게 곰삭은 맛을

맛볼 수 있다. 그래서 종가의 역사와 함께 내림받아온
종가의 음식은 세월을 담고 있다.
느림의 맛은 세월이 지날수록 깊어지고,
손맛에 손맛을 거치면서 지혜로워진다.
세월은 묵은 것을 새롭게 만드는 힘이 있다. 겨우내
눈을 덮고 잠자고 있던 항아리들의 뚜껑을 열면
과거의 맛이 현재로, 현재의 맛이 미래로,
맛은 같은 듯하지만 새롭게 태어난다.

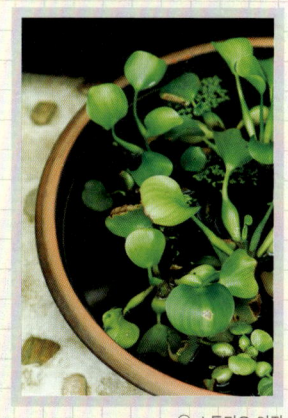

ⓒ 스튜디오 이자

겨우내 영양을 더해주는
두부토종치즈

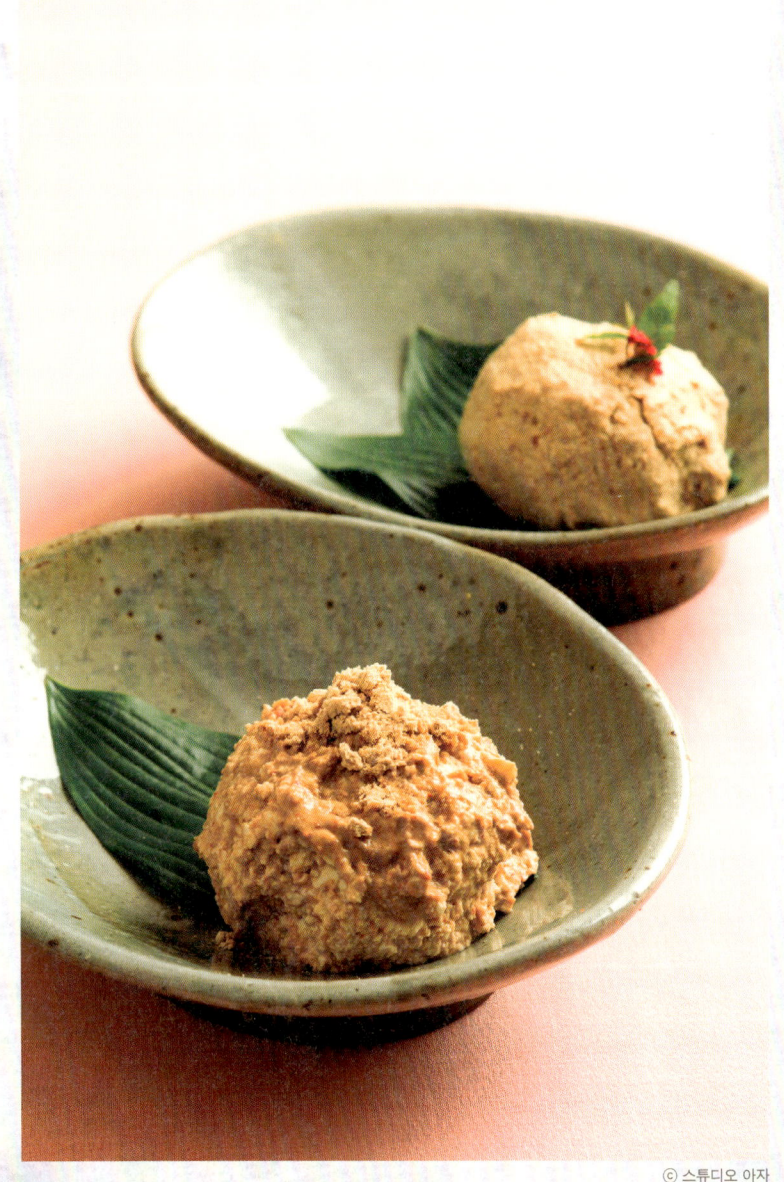

ⓒ 스튜디오 아자

두부토종치즈는 겨울에 주로 해먹었으며, 밥에 비벼 먹거나 찌개를 만들어 먹어도 좋다. 두부토종치즈 외에도 두부를 발효시켜 만든 두부장조림도 내림음식으로 전해지고 있다.

두부 여러 모를 지푸라기 위에 올려 말린 뒤 회색으로 딱딱하게 굳으면 그것으로 장조림을 만드는 것이다. 겨울철 부족해지기 쉬운 단백질을 보충하기 위해 두부를 주재료로 이용한 발효음식으로 조상들의 지혜가 느껴진다.

재료 및 분량
두부 2모, 메줏가루 600g, 고운 고춧가루 150g, 천일염 1/2큰술

만드는 법
1, 두부를 볼에 넣고 메줏가루, 고운 고춧가루, 천일염을 넣고 주물러 버무린다.
2, 1의 버무린 두부를 항아리에 꼭꼭 눌러 담고 천으로 뚜껑을 하여 덮는다.
3, 15일 정도 그늘진 곳에서 숙성시켜 보관한다.

TIP, 두부, 어떻게 만들까?
재료: 흰콩 400g, 천연간수 200g
1, 흰콩을 물에 불려 믹서기에 넣은 후 물 1L를 넣고 간다.
(콩 불리기: 겨울 12시간, 봄가을은 8시간, 여름은 6시간 정도)
2, 갈은 콩을 천으로 거른다.
3, 2의 콩물을 냄비에 넣고 끓이다가 거품이 일면 불을 끄고 거품을 제거한다.
4, 천연간수를 3에 불린 후 콩물이 몽글몽글 엉기면(10~15분 소요)
네모난 틀에 천을 깔고 부어 뚜껑을 덮은 후 약 10분간
무거운 것으로 눌러놓는다.

겨울 별미, 생태식해

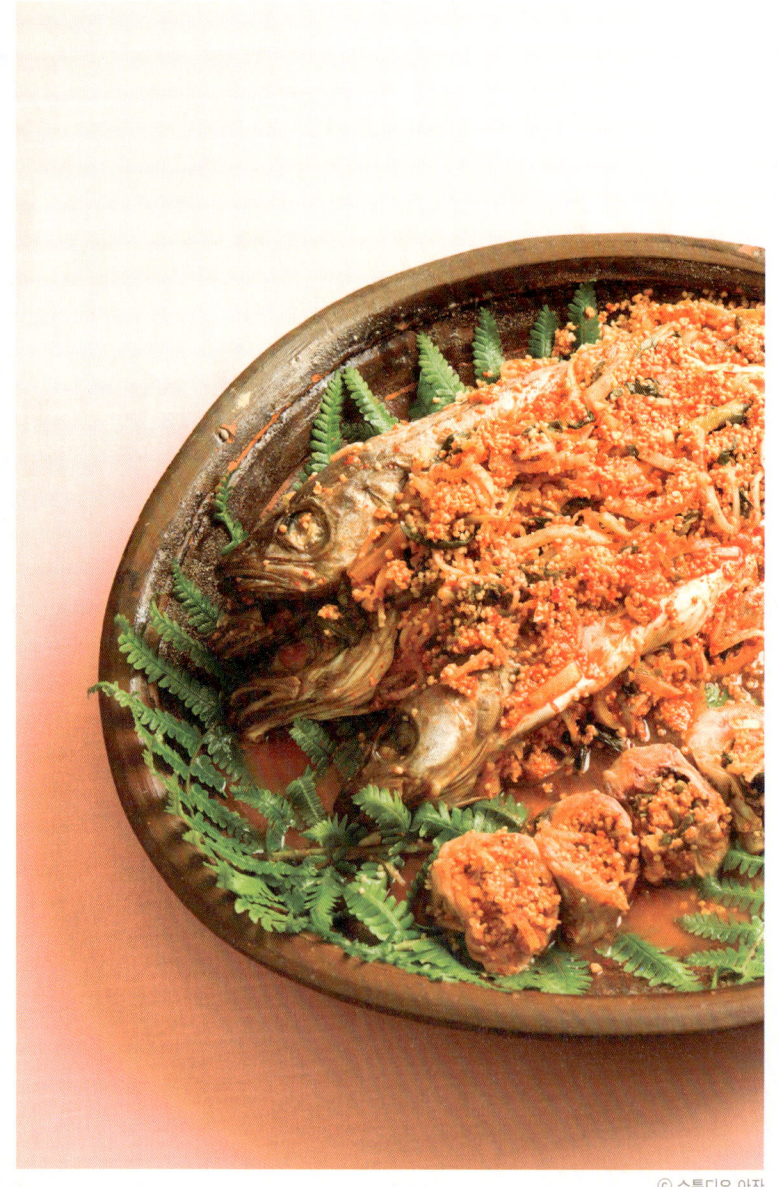

ⓒ 스튜디오 아자

생태식해는 황해도가 고향인 배천 조씨 종가에서 즐겨 먹는 음식이다. 식해는 어패류와 메조밥, 무채 같은 부재료를 넣고 소금 간을 약하게 해 단시일 내에 먹는 저염장 발효식품이다. 생태식해는 발효과정에서 생태의 살과 뼈가 물러져 생선 모두를 다 먹을 수 있으므로 칼슘을 충분히 섭취할 수 있다는 장점이 있다. 특히 시댁의 내림음식으로 전해온 생태식해는 2년 이상 곰삭혀 담백하고 부드러운 맛이 일품으로 세월의 깊은 맛을 느낄 수 있다.

재료 및 분량

생태 4마리, 중간 무 1개, 고운 고춧가루 3큰술, 천일염 1큰술, 새우젓 1큰술, 까나리액젓 1/2큰술, 메조밥 500g, 엿기름 300g, 미나리 200g, 쪽파 100g, 생강 간 것 약간, 마늘 간 것 약간, 백야초청 2큰술

만드는 법

1. 생태를 깨끗하게 씻어 채반에 받쳐 6시간 정도 물기를 제거한다.
2. 무를 곱게 채 썰어 절이고, 쪽파와 미나리는 5cm 길이로 썰어놓는다.
3. 메조는 깨끗하게 씻어 고슬하게 밥을 지어 식혀놓는다.
4. 준비된 양념 재료에 엿기름을 넣고 버무린다.
5. 생태에 양념을 꼭꼭 채운 후 굵은 실로 꽁꽁 묶어 항아리에 담는다.
6. 항아리를 땅에 묻어 2년 이상 발효시킨다.

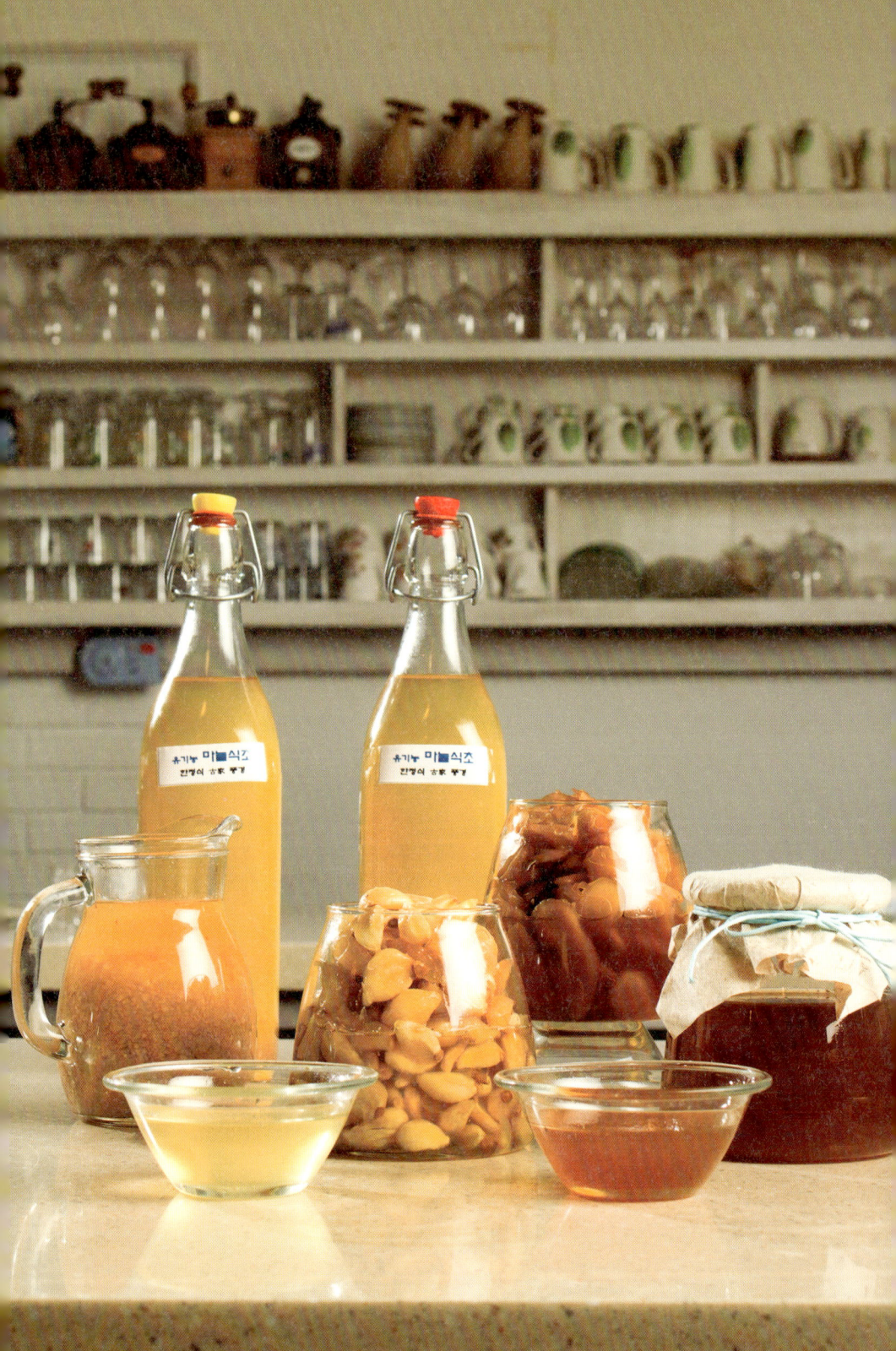

마늘 식초와
생강 청

마늘과 생강은 우리가 음식을 만들 때
빠지지 않고 사용하는 향신료다. 그 성질이 독해
생으로 먹기에는 다소 부담스럽지만
생강과 마늘에 함유된 식물성 유황은 인체에 매우 유익한
성분이다. 이때에는 청이나 식초로 만들어서
먹게 되면 훨씬 부담이 덜하고
양념으로서 음식과의 어울림 또한
깊어진다. 보통 가정에서는 마늘은
잘 이용하지만 생강은 많이 쓰지
않는 경향이 있다. 하지만 이제 생강과 마늘을
더욱 조화롭게 쓸 것을 권한다. 우리 김치에
생강과 마늘이 빠지지 않는 까닭은
발효에 있어서의 작용을 고려한 것뿐만 아니라
음양의 조화를 생각한 조상들의 지혜에서 비롯되었다.
생강은 날씨가 더워야 잘 자라고 그 더운 여름 독을
자기 몸속에 품고 결실을 맺는다. 그래서
생강을 많이 먹으면 몸이 따뜻해진다고 한다.
반면 마늘은 눈 속에서 자라 차가운 냉기 속에서
겨울 독을 몸에 품고 결실을 맺는다고 한다.
그래서 이 둘을 함께 쓰면 효과가
배가 된다고 한다.

양념의 기본, 마늘식초

중앙아시아가 원산지인 마늘은 이미 기원전 15세기경 이집트에서 신체가 허약할 때 사용했다는 기록을 찾을 수 있는 건강식품이다. 마늘은 혈압을 낮추고 혈전 생성을 억제하며, 나쁜 콜레스테롤을 감소시키고, 면역기능을 강화시키는 효능을 지니고 있다.

마늘의 주성분은 탄수화물, 단백질, 지방, 섬유, 회분, 비타민 C와 열다섯 종의 아미노산이다. 향신료로서 많이 쓰이는 마늘 특유의 냄새는 알리신이라는 성분에서 비롯되는데, 알리신은 체내에서 박테리아의 성장을 억제하고 곰팡이와 효모를 파괴한다. 또한 마늘은 뛰어난 독소 배출제로서 장기에 쌓인 점액질을 녹여내고 장내 기생충을 배설시킨다.

우리 밥상에 차려지는 대부분의 음식은 이 마늘이 기본조미료가 되어 맛을 낸다고 해도 과언이 아니다. 마늘이 들어가지 않는 음식을 찾아보기 힘들 정도로 그 쓰임새가 다양한데, 생선이나 육류의 냄새 제거에도 이용된다. 또 마늘잎이나 마늘대는 봄철의 미각을 돋우는 채소로 많이 이용된다.

이러한 마늘을 식초와 청으로 발효시켜두면 온갖 요리에 생마늘 대신 이용할 수 있으므로 주방에 항시 비치되어 있어야 할 필수조미료다. 뿐만 아니라 발효를 통해 특유의 아린 맛이 사라지고, 감칠맛이 더해져 마늘을 싫어하는 사람도 거부감이 덜하게 된다.

마늘은 봄부터 초여름이 제철로 알이 굵고 고른 것, 껍질 색이 백색이고 광택이 있는 것, 상처가 없는 것을 선택해야 한다.

가벼워질 정도로 마른 것이나 싹이 나온 것은 오래된 것이므로 피한다.

마늘식초 만들기

재료 및 분량
마늘 1kg, 설탕 1kg, 사과식초 1L, 감식초 1L, 막걸리 윗물 1컵, 레몬 1개

만드는 법
1, 깐 마늘을 씻어 칼로 곱게 다진다.
2, 볼에 마늘 다진 것과 설탕을 섞어 버무린 후 항아리나 유리병에 담는다.
3, 3~4일 후 사과식초와 감식초, 막걸리 윗물을 넣은 후 3개월 이상 발효시킨다.
4, 10일 정도는 설탕이 골고루 녹을 때까지 매일 저어준다.

TIP, 발효를 돕는 막걸리
식초를 만들 때 쓰면 막걸리 윗물을 넣으면 막걸리 속의 효모가 발효를 돕는다.
시중에 파는 생막걸리를 하루 정도 가라앉혀 맑은 윗물만 따라서 쓴다.

감기의 특효약, 생강

 중국의 성인 공자가 몸을 따뜻하게 하기 위해 식사 때마다 반드시 챙겨먹었다는 생강. 인도가 원산지인 생강은 중국에서는 2,500여 년 전 재배되었다는 기록이 전해진다. 우리나라 기록에 생강이 처음 등장한 것은 1018년 무렵으로 고려 현종 때 왕의 하사품으로 쓰였다고 한다. 또한 1,300년 전 신만석이라는 사람이 중국에 사신으로 갔다가 생강을 얻어와 전북 완주에 심은 것이 최초라는 설도 있다.
 이제는 우리나라의 대표적인 향신료가 된 생강은 김치를 담글 때 양념으로 꼭 들어가며 감기 기운이 있을 때 따뜻하게 차로 마시기도 한다. 한약 처방에서는 빠질 수 없는 약재로 기운을 흩어지게 하는 성질이 있어 약물효과가 빨리 전달되도록 도우며 해독작용을 한다.
 생강을 얇게 저며 설탕이나 꿀에 재웠다가 뜨거운 물을 부어 마시는 생강차는 최고의 감기약! 그냥 불에 구워 먹어도 겨울철 심한 기침을 가라앉히는 효능이 있다. 캄보디아에서도 감기에 걸리면 생강을 으깬 다음 소금과 물을 넣고 국물이 걸쭉해질 때까지 달여 먹는다고 하니 가히 겨울철 보약이라 할 수 있다.
 생강은 기본적으로 몸을 따뜻하게 해주는 성질이 있기 때문에 체질상 몸이 냉한 사람들에게 좋다. 하지만 평소 얼굴이 빨갛게 잘 달아오르거나 흥분을 잘하는 사람에겐 오히려 해가 된다. 또한 혈관을 확장시키는 효과가 있어 치질이나 불면증, 피부병, 위궤양, 십이지장궤양 같은 출혈이 쉬운 병이 있을 때에는 삼가야 한다.

생강의 매운맛 성분은 각종 병원성균에 대해 강력한 살균작용을 한다. 또한 생강은 위액이 잘 나오게 하고 장에서의 영양 흡수를 도와 입맛을 돌아오게 한다. 때문에 임신 초기 입덧을 진정시키는 효과가 있다. 이 외에도 생강은 변비나 딸꾹질에도 효과가 있는데, 생강을 끓여 하루 두세 번씩 마시면 된다.

생강을 고를 때에는 육질이 단단하고 크며 황토색을 나타내는 것, 발이 굵고 넓으며 껍질이 잘 벗겨지는 것, 고유의 매운맛과 향기가 강한 것, 색이 다소 짙고 모양이 울퉁불퉁한 것, 한 덩어리에 여러 조각이 붙어 있는 것을 선택하도록 한다. 생강을 오랫동안 보관해야 할 경우 흙이 붙어 있는 채 그대로 신문지에 싸서 온도 변화가 없는 흙이나 모래에 묻어두면 된다.

생강청 만들기

재료 및 분량
생강 10kg, 설탕 10kg

만드는 법
1, 얇게 편을 썰거나 몇 등분 낸 생강과 설탕을 버무려 항아리에 70퍼센트만 차도록 넣는다.
2, 한지나 면포로 항아리 입구를 덮고 뚜껑을 덮어둔다.
3, 3~4일 동안 자주 항아리 속을 저어주어 산소를 공급시킨다.
4, 3개월 후 걸러 서늘하고 통풍이 잘되는 그늘에서 6개월 이상 2차 발효시킨다.

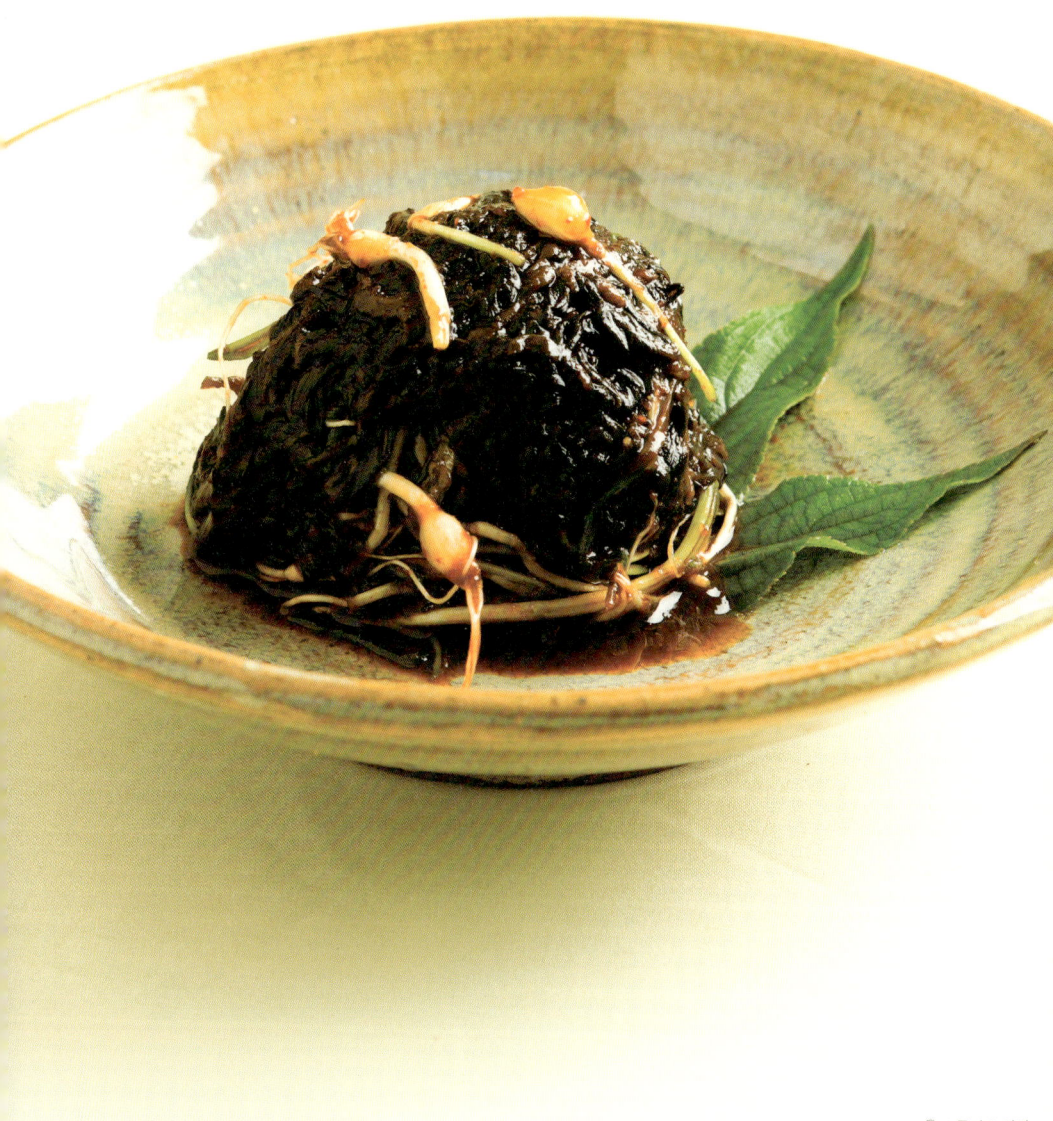

톡톡 터지는 봄의 별미, 달래장아찌

DIY 제철 장아찌

달래는 냉이와 함께 봄을 알려주는
대표적인 봄나물로, 톡 쏘는 매운맛이 미각을 자극해
봄철 입맛을 돋운다. 요즘은 하우스 재배로
제철 없이 언제든 먹을 수 있지만 역시 달래의
계절은 봄. 봄철 들에서 캔 달래는
매운맛이 강하고 가장 맛이 좋다. 달래는
비타민과 무기질, 칼슘이 풍부하게
함유되어 있다. 때문에 고기와 함께 먹으면
콜레스테롤을 저하시켜주고, 식욕부진과
춘곤증 따위에 효과가 있다. 또한 빈혈을 없애주고,
간장 작용을 도와주며 동맥경화를 예방한다.
달래는 양념을 해서 무쳐 먹거나
된장찌개에 넣어 끓여 먹는 등 다양한 음식에 응용된다.
또한 장아찌로 만들어두면 사시사철 입맛을 돋우는
밥상의 효자 역할을 한다.
입안에서 알뿌리가 톡톡 터지는 식감과
달래 특유의 향이 살아 있어
어느 계절이고 밥상에 봄을 불러들인다.

달래장아찌 만들기

재료 및 분량
달래 300g, 백야초청 2큰술, 고추장 1큰술

만드는 법
1, 달래를 잘 씻어 물기를 말려 준비한다.
2, 달래에 백야초청과 고추장을 넣고 버무린다.
3, 항아리에 **2**를 꼭꼭 눌러 담아 숙성시킨다.

TIP, 달래 고르는 요령
달래는 알뿌리가 굵은 것일수록 향이 강하지만, 너무 커도 맛이 덜하므로
너무 크지도 작지도 않은 것으로 선택하도록 한다. 또한
줄기가 마르지 않은 것이 싱싱한 것이나 시들기 쉬우므로 되도록
빨리 조리하는 것이 좋다. 사용하고 남은 달래는 물을 뿌려서 신문지에 싼 다음
냉장고에 보관한다.

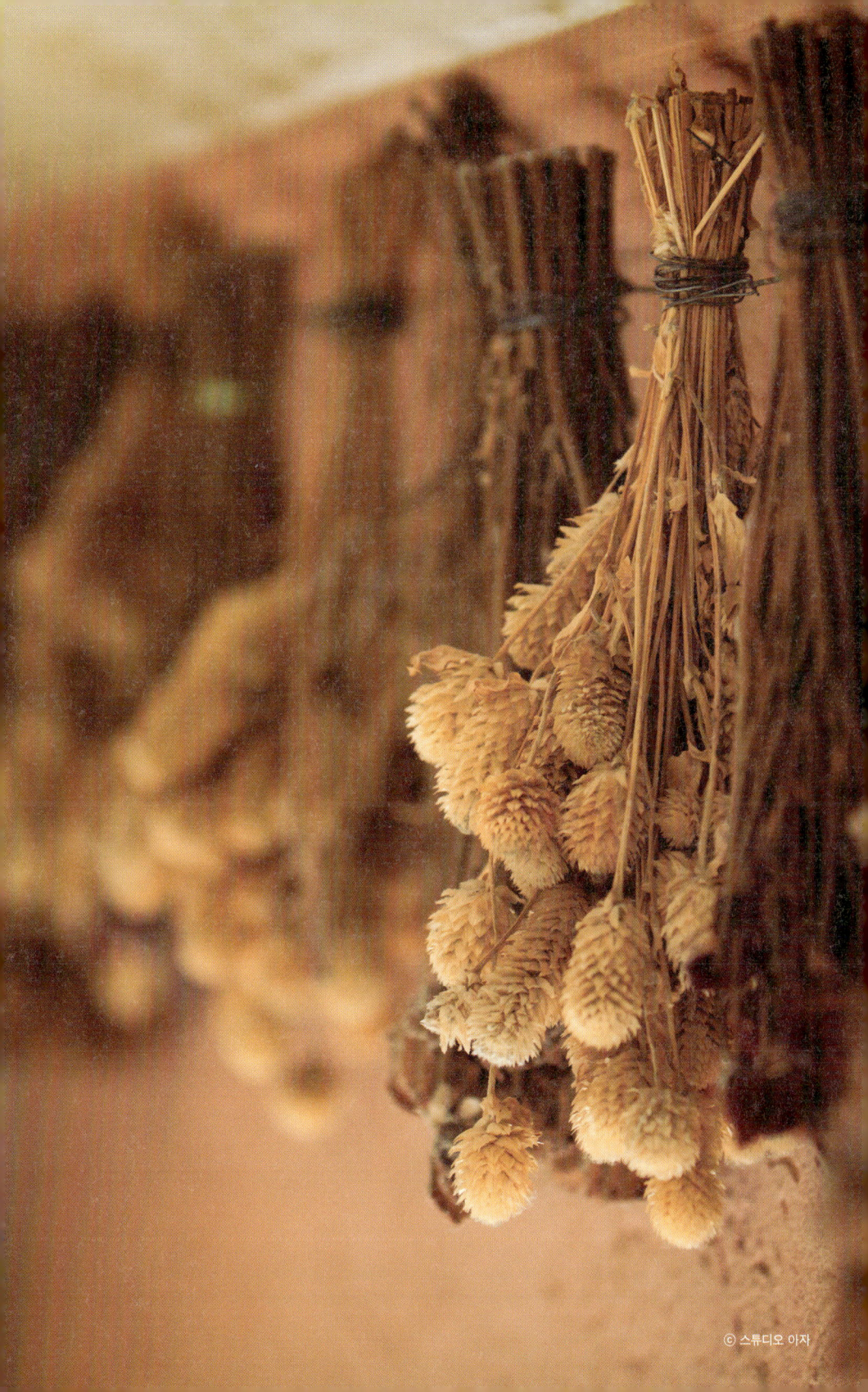

봄에서 여름,
한강에 웅어가 돌아올 때

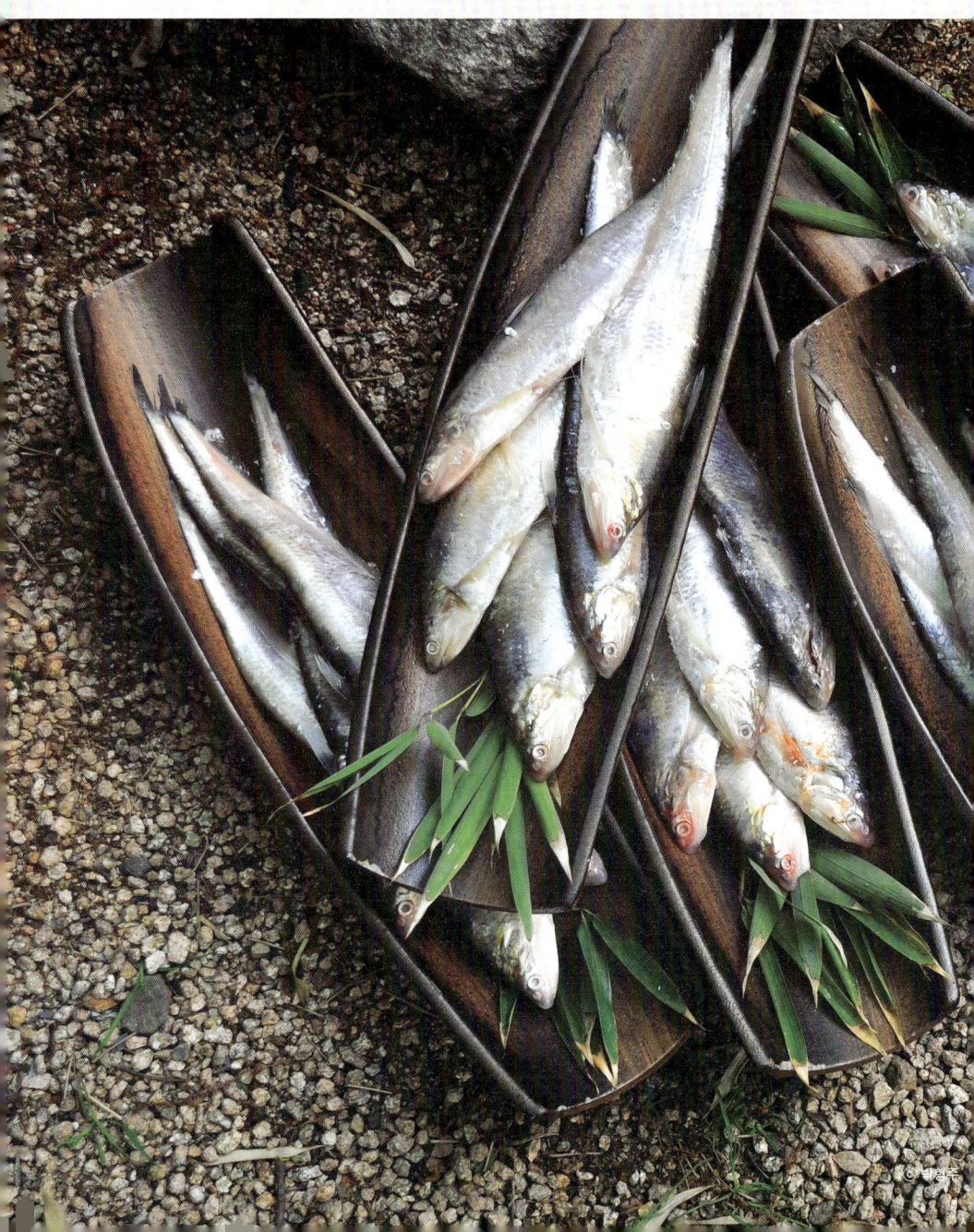

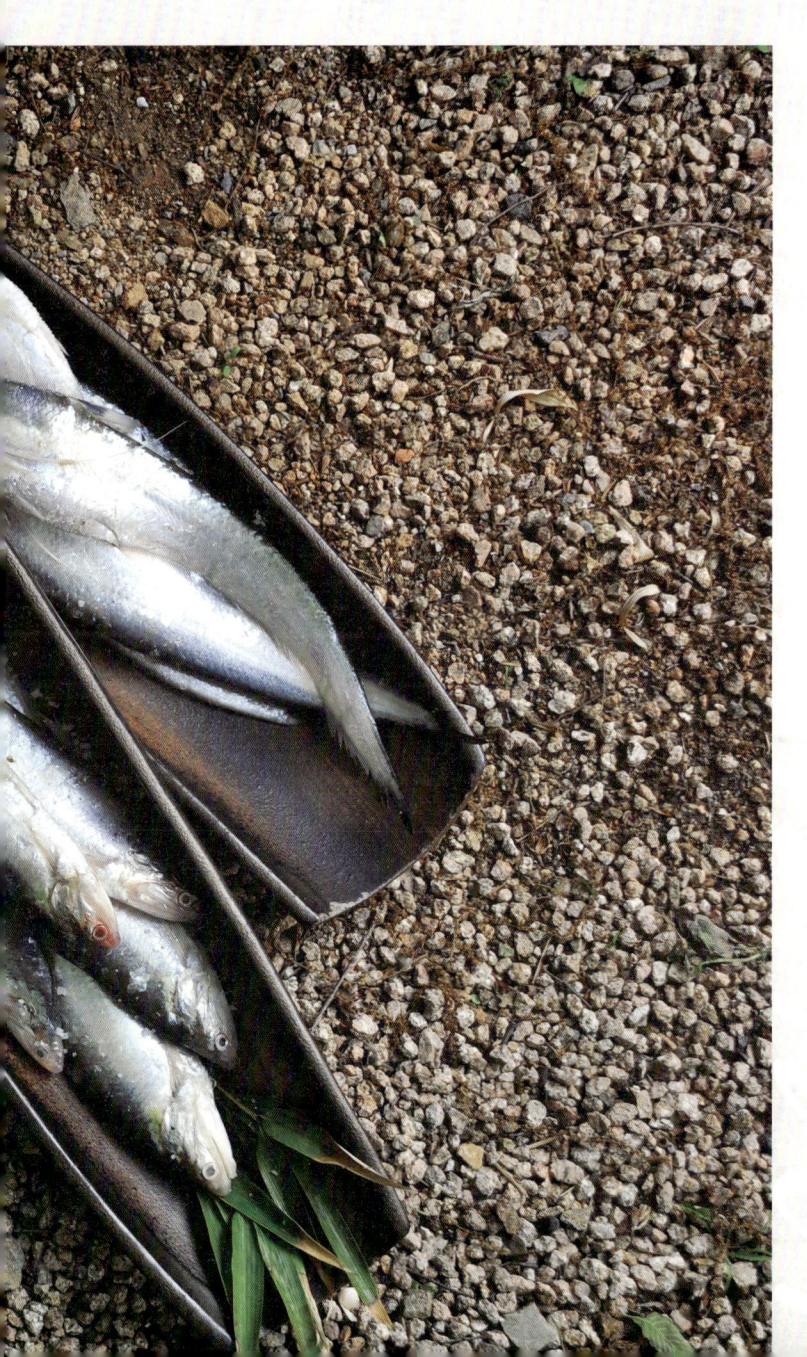

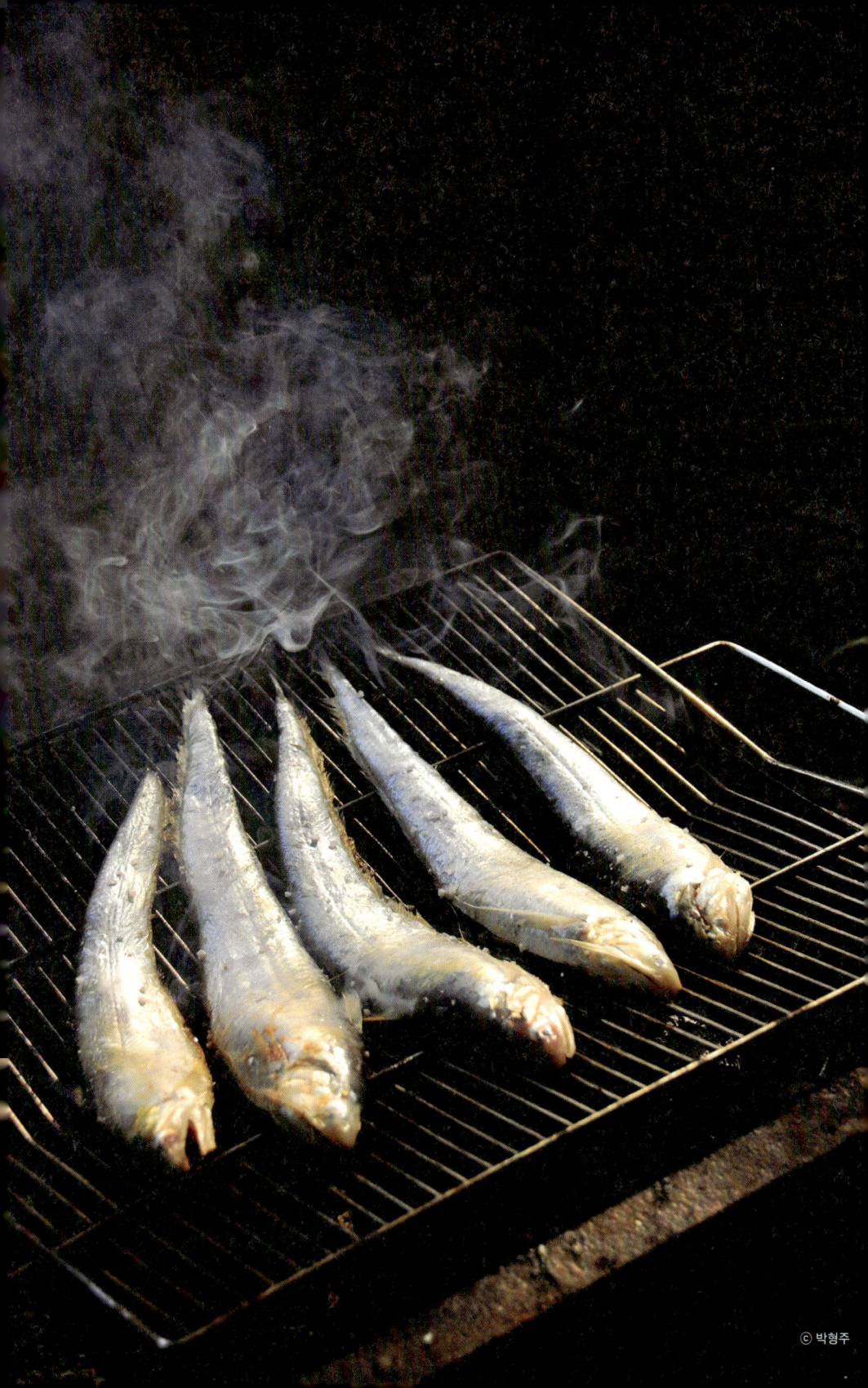
ⓒ 박형주

가을 전어,
봄 웅어

일반 사람들에게는 생소한 물고기인 웅어는
가을 진미인 전어와 비교되는 늦봄의 진미다.
웅어는 보통 사월에서 유월이 제철로 조선 시대에는
임금에게 진상품으로 바쳐졌다고 한다.
고관대작들이나 양반 세도가들 사이에서는
왕실로 들어가는 웅어를 몰래
빼돌리기도 할 정도였다니, 그
인기를 짐작할 수 있겠다. 이렇게 인기 좋았던
웅어는 갈대 속에서 많이 자라는 탓에
갈대 '위葦' 자를 써서 위어(葦魚, 갈대고기)라고도 부르는데,
지방마다 부르는 이름이 다양하다.
또한 연어처럼 여름부터 겨울까지 강에서
바다로 나가 겨울을 지내고,
산란기에 다시 강으로 돌아오는
회유성 어류다.

늦봄의 진미, 웅어

　구이로, 회로, 수제비를 떠 넣은 감정으로도 먹는 웅어는 별미 중의 별미다. 옛날부터 시댁에서는 일꾼들 새참으로 웅어 감정에 수제비를 떠서 대접했는데, 그 든든함이 장어만큼이다. 그러나 뭐니 뭐니 해도 웅어를 제대로 즐기는 법은 회로 먹는 것이다. 웅어는 전어처럼 뼈가 연해 회로 먹으면 담백한 맛과 독특한 식감을 동시에 즐길 수 있다. 텃밭의 신선한 채소들이 어울려내는 맛의 향연은 그야말로 봄이다.

　하지만 유월이 지나면 가시가 세져서 뼈째 먹을 수 없게 된다. 이 시기의 웅어는 어슷하게 포를 떠 무와 대파를 넣고 자박하게 졸여낸 감정으로 만들어 먹으면 이 또한 별미다. 이때 웅어 머리 다진 것을 밀가루와 섞어 반죽해 모양을 낸 후 냄비에 넣고 함께 조려내는데, 이것을 상추와 곁들여 양념장에 싸서 먹는다. 그 담백하고 부드러운 맛에서 회와는 또 다른 풍미가 느껴진다. 웅어 머리에서 우러난 감칠맛은 아이부터 어른까지 잃었던 봄 입맛을 사로잡는 데 한몫한다.

한강 나루터에는 웅어가 지천

　내가 처음 김포로 시집왔을 당시에만 해도 고가에서 멀지 않은 곳에 나루터가 있어, 십 분 거리에 어시장이 늘어서 있었다. 시장이라고 해봤자 하루벌이로 그날 고기를 잡아 그날 파는 동네 사람들이 연 작은 시장이라 사람들과 금세 친해질 수 있었다. 거기에는 젓갈도 있었고, 아가미를 아직 뻐끔거리는 붕어도 있었다. 물론 봄이면 웅어도 지천이었다.

　대대로 천석꾼 집안이었던 시댁에는 항상 일꾼들이 북적거렸다. 그때는 일꾼들과 그 식솔들이 거주하는 다섯 채 남짓 되는 별채까지 있었으니 그 규모를 짐작하겠는가.

　온 마을 모내기도 거의 끝나갈 무렵인 늦봄, 나는 매 참마다 어시장에서 웅어를 사다 날라야 했다. 논일과 들일로 지친 일꾼들의 새참과 술상을 보느라 부엌은 날마다 분주했다. 이때 술안주로 잘 내던 것이 웅어감정이었다. 술안주로 먹기에는 찌개도 아닌 것이 국도 아닌 것이, 자작자작하게 국물이 스민 부드러운 맛이 그만이었다.

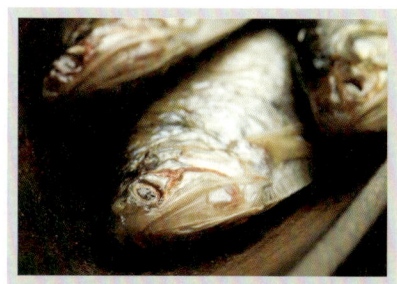

ⓒ 스튜디오 아자

든든한 새참, 웅어감정

 그 시절 종가에서 해먹던 웅어감정은 웅어 반 수제비 반이었다. 웅어만으로는 일꾼들의 주린 배를 채우기에는 역부족이어서 그랬던 듯싶다. 아무리 천석꾼 집안이라고 한들 워낙에 많은 일꾼들과 살림살이를 돌보아야 했기에 물 쓰듯 살림을 낭비할 수는 없었다. 그렇다고 하루종일 고생한 이들을 굶겨 보낼 수는 없고, 명색이 음식 좀 한다는 종가의 위신이 있었기에 아무것이나 대충 대접할 수는 없었다. 그래서 만든 것이 웅어감정이다.
 웅어철이 되면 하루 새참 중 꼭 한 번은 웅어감정이 나왔다. 지금이야 귀하고 비싼 생선이 되었다지만 그때는 고등어만큼 흔한 생선이었던 탓이다. 그래도 일꾼들은 별다르게 툴툴대지 않고 모두 맛나게 한 그릇을 비워내고 막걸리 한 잔에 힘든 하루를 마쳤다. 그들에게 웅어란 힘들었던 시절 허기를 달래주는 고마운 생선이었으리라. 또한 고가에는 큰살림을 나게 해주어 집안 식구처럼 여겨지는 생선이었다.
 내게도 웅어가 고마운 생선이기는 마찬가지다. 일꾼들을 퍼주고 남은 웅어감정을 한술 뜨고 있으면 어느새 봄인가 싶다가 또 코앞에 여름이 닥쳤다. 그럴 때면 '칼질하고 설거지하는 손들 또한 힘들기는 매한가지니, 웅어는 참 많은 사람들의 허기를 달래주었구나!' 싶었다.

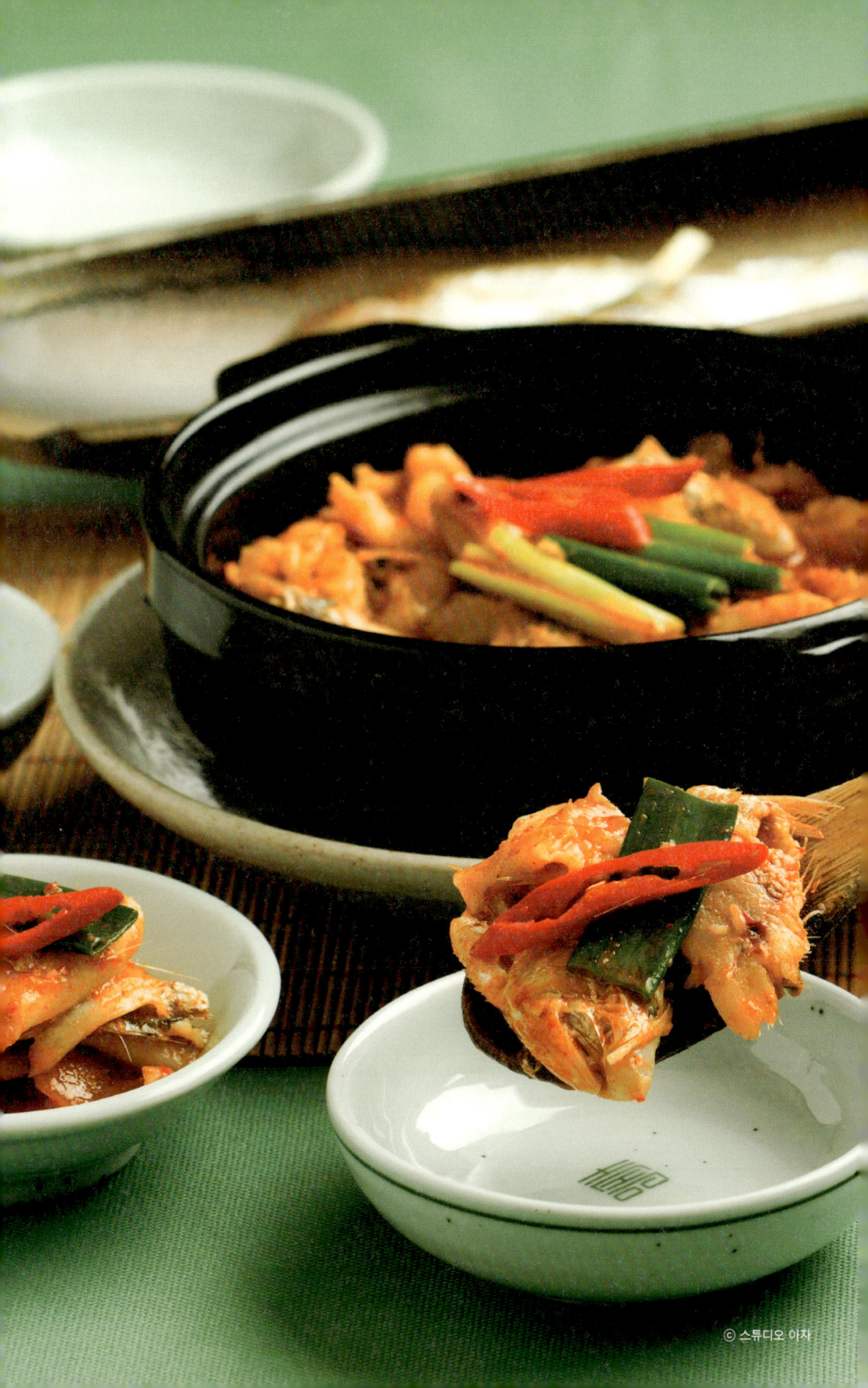

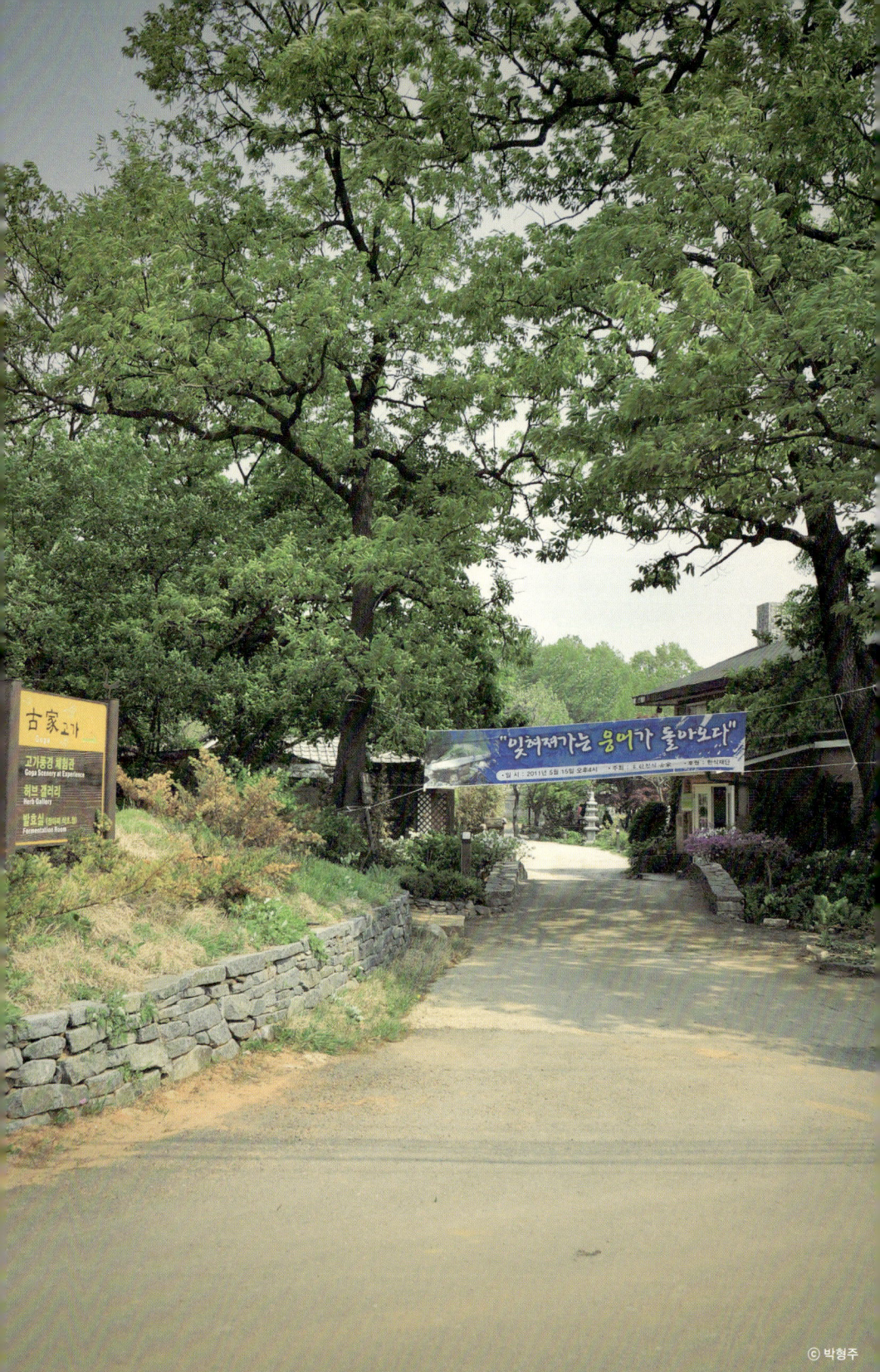

김포인의 추억을 엮는 웅어축제

몇 년 전부터 나는 배천 조씨의 종부이자
한정식 古家의 대표로 웅어축제를 주관하고,
배천 조씨가의 전통웅어음식이자
김포의 향토음식인 웅어감정을 선보였다.
지금이야 대중들에게 생소하고
잊혀진 생선이겠지만, 웅어는 김포인의 추억 속에
자리 잡은 토속 어류이다.
古家가 위치한 김포는 바로 웅어의 주 산란지로
작년 사월에 이어 올 오월에
웅어축제를 열기도 했다. 모두 모여 웅어를 굽고,
웅어음식을 맛보며 웅어에 얽힌
추억을 노래했다. 그럴 때면
휘파람 소리를 따라
웅어가 펄떡이는 것 같았다.

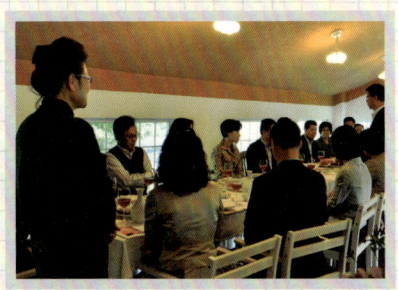

ⓒ 박형주

웅어가 몰고 온 인연

　서울에서 나고 자란 내게 웅어는 난생 듣지도 보지도 못한 생소한 생선이었다. 하지만 배천 조씨가로 시집오면서 웅어는 내가 가장 좋아하는 생선이 되었다. 갈치와 비슷한 육질에 비린 맛이 전혀 없어 먹자마자 절로 탄성을 자아냈다. 가시가 많음에도 부드럽게 씹히는 식감과 씹으면 씹을수록 고소한 뒷맛은 식사 내내 젓가락을 내려놓지 못하게 할 정도도. 시댁에서 내림음식으로 전해지는 다양한 웅어음식은 나를 매료시켰다. 나는 더 많은 사람들에게 웅어음식을 맛보이고 더 널리 알리고 싶었다. 그만큼 웅어 맛에 자신이 있었다.
　내가 웅어축제를 주관한 데에는 환경운동가인 이기영 교수님의 영향이 컸다. 오래전 한 텔레비전 프로그램에서 웅어음식을 소개할 기회가 있었는데, 그것을 본 교수님이 연락을 해오셨다. 어떤 연유로 연락을 주셨나 했더니 다름 아니라 교수님의 부친이 웅어를 낚는 어부였다고 했다. 직접 古家를 찾아온 교수님은 천연발효식초로 새콤달콤하게 맛을 낸 웅어회무침과 웅어감정을 맛보고는 손톱이 닳고 주름이 많은 내 두 손을 꼭 잡으셨다.
　"이 두 손은 참 자랑스러운 손입니다. 앞으로도 이런 음식들
　　을 이 두 손으로 계속해서 만들어주세요."
　그러고는 어부였던 아버지에게 배운, 웅어잡이를 할 때 웅어를 모는 휘파람 소리를 들려주셨다. '스-스-스-'하고 때때로 높게, 혹은 낮게 울려 퍼지는 휘파람 소리는 보통의 휘파람과는 달랐다. 입 모양부터가 오므린 채가 아닌 양 옆으로 입을

벌리고 앞니를 앙다문 채로 내는 소리여서 그런지 소리를 낸다는 것 자체가 신기했다.

 자유자재로 흥얼거리는 휘파람 소리에 이끌린 나는 마치 한강을 팔딱이며 거슬러 오르는 웅어 한 마리가 된 듯했다. 그렇게 웅어가 인연을 몰고 내 마음을 거슬러 올라왔다.

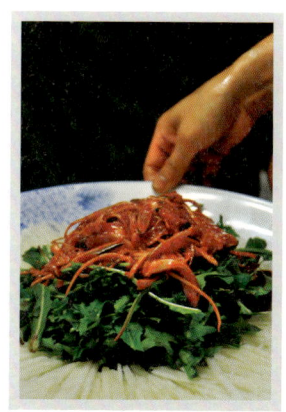
ⓒ 박형주

김포 사람들 추억 속에 사는 웅어

　10년이면 강산도 변한다지 않던가. 나 스스로도 10년은커녕 이제는 시집온 지 몇 해가 지났는지 헷갈릴 때가 많다. 내게 10년이면 고향이 바뀔 만한 시간이다. 시집와서 고가에 터를 잡은 이후로 나는 스스로가 김포 사람이 아니라는 생각을 한 번도 해본 적이 없다. 김포는 내게 제이의 고향인 셈이다. 누구나 그렇지만 고향에 대한 향수가 느껴지는 특정한 무언가가 있기 마련이다. 그것이 많은 사람들과 공유될 수도, 지극히 개인적일 수도 있지만, 김포 사람들에게 있어 고향의 추억은 바로 웅어이지 않을까?

　지금은 찾아보기 힘들지만 그 옛날 봄이 오는 강에서 웅어잡이를 하는 풍경은 그야말로 장관이었다고 한다. 그 시절 김포 사람이라면 누구나 강가 모래톱에서 낚시로 모래무지를 잡으며 놀았을 것이다. 그들이 항시 놀았던 그 나루터는 웅어가 지천이었을 테고, 웅어는 대학에 합격한 누구네 집 장한 아들의 등록금이 되어주었을 것이다. 또 줄줄이 식솔 많은 가난한 어부네의 생활비가 되기도 했을 것이다. 그러므로 내가 아무리 김포를 제이의 고향으로 삼았다고 한들 김포 토박이분들의 추억을 어찌 짐작할 수 있을까. 古家에 웅어를 맛보러 오는 한 손님은 아련한 눈빛으로 내게 이런 말을 한 적이 있었다.

　"어린 시절 나는 아버지가 탄 배가 들어오면 그물에 걸린 웅어를 뜯어내는 일을 도왔습니다. 은빛 웅어 비늘이 햇빛에 반사돼 백사장의 금모래와 함께 반짝였지요. 지금은 대부분 사람들의 기억 속에서 잊혀졌지만, 웅어는 제게 어린 시절 고향의 추억이 고스란히 담겨 있는 물고기입니다. 보를 없앤 울산 태화강에 다시 연어가 돌아오듯 한강으로 돌아오는 웅어 떼를 볼 수 있다면 얼마나 좋을까요."

웅어는 김포 사람들에게 어린 시절을 떠오르게 하는 향수 어린 물고기다. 그러므로 그들의 공감대고, 시대고, 사라진 자연이다. 이제는 웅어를 찾아보기가 힘들어져 웅어의 생김새를 제대로 기억조차 못 하는 사람들도 많다. 자식들과 손주들에게 가르쳐주고 추억을 풀어놓고 싶어도 웅어를 보여주기조차 힘들어졌다. 웅어는 여전히 보를 넘어오지 못하고 있고, 웅어를 맛볼 수 있는 곳은 손에 꼽을 정도가 되었다. 하지만 사람들은 여전히 웅어를 기억하고 그 기억이 김포인들의 추억을 단단하게 엮고 있다.

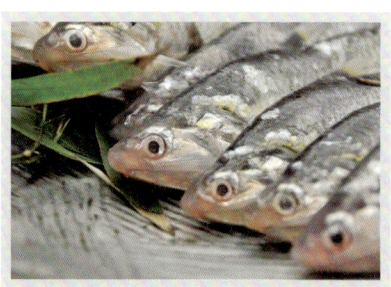

ⓒ 박형주

잊혀져가는 웅어가 되돌아오다

　70년대 초까지만 해도 한강변 마을에는 웅어 횟집이 즐비했다. 하지만 그 뒤 어획량이 점점 줄어들기 시작해 요즘은 거의 잡히지 않는다고 한다. 웅어 횟집은 장어구이집으로 모두 간판을 바꿔 달았다. 이제 김포의 어르신들에게 웅어는 고향의 추억이자 한강의 향수다. 그분들의 젊은 날에는 웅어가 몰고 온 한강의 맛이 살아 있다. 그래서 古家에 들러 웅어를 맛보는 김포가 고향인 손님 중에는 음식보다 추억으로 마음을 넉넉히 채우고 가는 경우가 많다. 그런 손님들을 대하다 보니, 이미 나의 제이의 고향이 되어버린 김포의 특산물인 웅어를 더 많은 이들에게 알려주고 싶어졌다. 점점 사라져가는 옛것을 살리고 기리고 싶은 마음과 개발과 공사로 파괴되어 가는 자연에 대한 애틋함도 한몫했다.
　나는 내가 이미 김포 사람이 되었음을 자부한다. 예부터 내려온 김포의 향토음식을 지키는 것 또한 한 사람의 김포인이자 종부의 소임이 아닌가 생각됐다.
　'김포 사람들이 그리워하는 맛을 지키자.'
　작은 소망에서 시작된 일이었다. 몇몇 마음이 맞는 이들과 모여 웅어축제를 열게 되었다. 기왕 내가 김포 사람이 된 이상 막힌 보를 뚫어줄 힘은 없지만, 웅어에 대한 추억을 막고 있는 보만큼은 허물고 싶었다. 그것이 나를 비롯한 여러 지인들이 웅어축제를 만들게 된 계기다. 비록 정부 지원을 받지 못한 소규모의 행사였지만 "천 리 길도 한 걸음부터"라고 하지 않았는가. 한 사람, 한 사람에게 알리다 보면 김포 시민뿐만 아니라 우리나라 사람 모두에게도 웅어를 알릴 수 있지 않을까. 야들야들한 웅어구이, 새콤달콤 독특한 식감을 자랑하는 웅어회무침, 자박자박한 국물에 다진 웅어살이 부드러운 웅어감정, 간장과 고추를 넣고 멸치볶음처럼 만드는 웅어조림까지…….

자랑하고 싶은 김포의 맛과 추억이 한 상 그득하다.

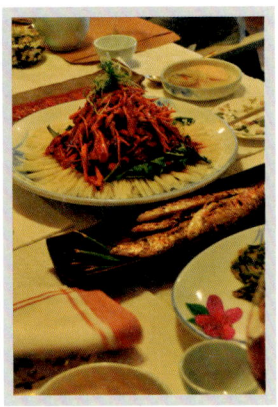
ⓒ 박형주

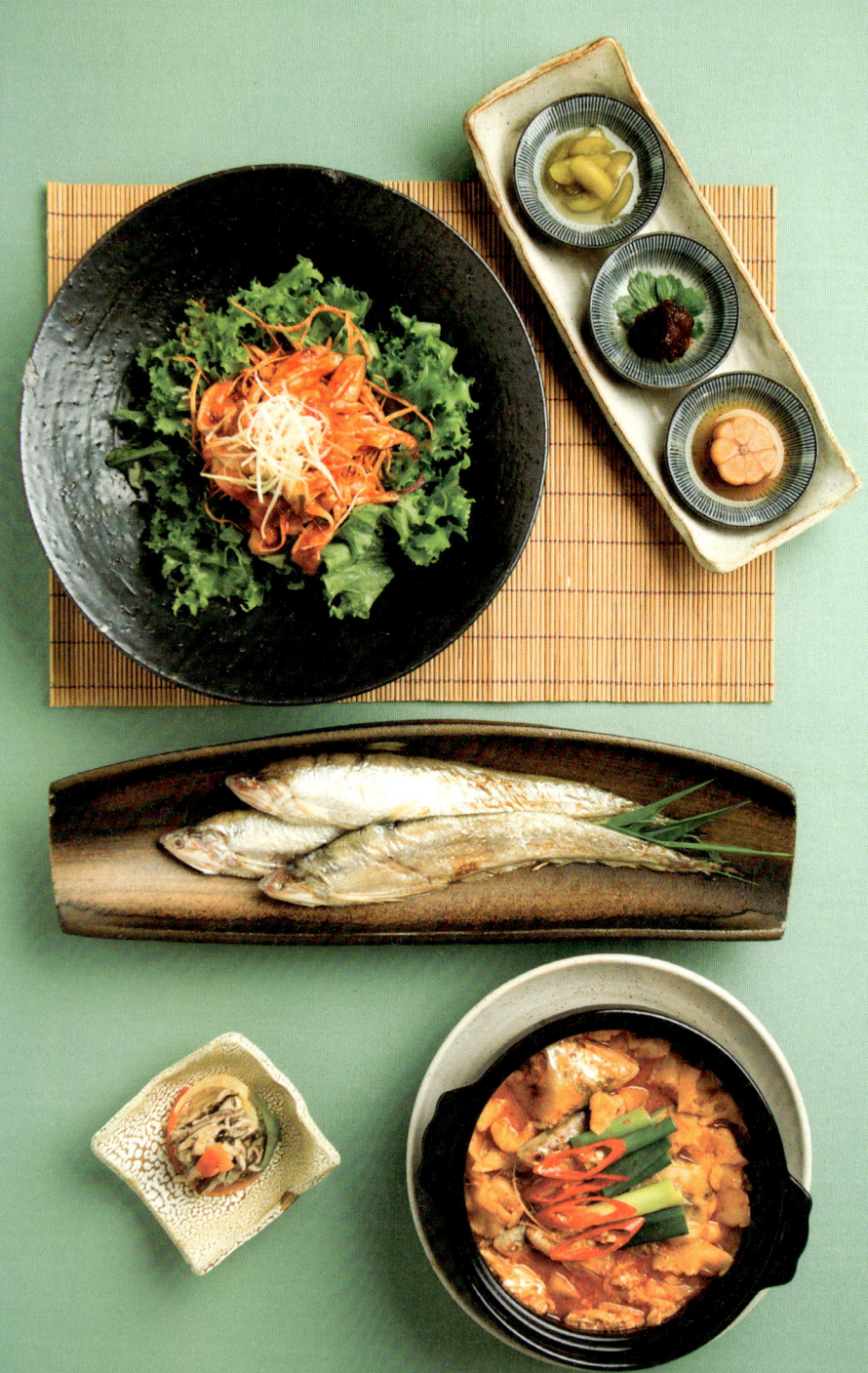

늦봄 입맛을 되살리는
웅어밥상

고가가 위치한 김포에서 웅어는
봄의 명물이다. 사월 중순쯤부터 유월까지 잡히는 웅어는
보리 이삭이 팰 무렵부터 수확이 끝나는 오뉴월까지
최고의 횟감이다.『자산어보茲山魚譜』에
'횟감 중에 최고'라고 적혀 있을 정도로
예부터 맛 좋기로 유명하다.
아직까지 웅어는 양식이 전혀 되지 않고 있는
100퍼센트 자연산 바닷물고기다. 회, 구이, 매운탕, 무침,
알탕, 젓갈 따위로 다양하게 이용되는데,
김포에 깊게 뿌리를 내리고 살았던 배천 조씨가에서도
이 웅어를 식재료로 한 요리를 다양하게 즐겼다.
웅어는 지방이 많아 날로 먹는 것이 제맛이지만 익혀서도
그 맛을 제대로 보는 방법이 있다. 웅어를 말린 후
구워먹으면 집 나간 며느리는 물론
집 나간 며느리의 친정어머니까지 돌려 세울 정도란다.
말린 웅어는 살짝 비린내가 나지만 석쇠에 올려놓고
불꽃이 닿지 않게 살살 구우면 이내 고소한 냄새가
하나 가득 올라와 침을 고이게 한다.
노가리처럼 노릇하게 구워 먹으면 약한 뼈와 살이
함께 씹히는 맛이 일품이다.
또, 옛날에는 박달나무를 태워 웅어를

훈제품으로 만들기도 했다고 한다.
잃은 입맛을 단번에 자른다고 하여 도어刀魚라고도
불리는 매력 만점, 활용도 100퍼센트의 물고기 웅어.
조선 시대부터 임금님 수라상에 올랐을 정도로
그 맛은 이미 보장되어 있다.
웅어는 길이 30센티미터 정도의 갸름한 몸매를
가진 은빛 물고기다. 모습은 밴댕이와
비슷한데, 그보다 크고 꼬리가 리본처럼
가늘고 긴 것이 다르다. 마치 몸 전체가
칼처럼 생겼는데, 입이 커서 아가미 덮개
뒤까지 벌릴 수 있고 아래턱이 짧다.
뒷지느러미가 몸의 반을 차지할 정도로 대단히 길며
꼬리지느러미와 연결된다는 것도 특징이다.
맛도 밴댕이와 비슷하나 훨씬 기름지고
깔끔하며 감칠맛이 짙어 차이가 뚜렷하다. 웅어는
기름기가 많으면서도 담백하고
다른 생선류와 비교하여 칼슘, 인, 철분 같은
무기질이 매우 풍부하며 비타민 A의 함량도 높아
무기질과 비타민의 좋은 급원이라고 할 수 있다.
하지만 웅어만큼 기구한 팔자의 생선도 없다.
왕가의 진상품이 될 정도로 높은 인기를 자랑했다가
지금은 웅어가 무엇인지도 모르는 사람이 부지기수다.
하구를 막고 여러 가지 개발과 공사를 하면서
웅어가 돌아오지 못하게 된 까닭이다.
사람들이 보를 설치해 강을 막아버리자

웅어는 더이상 돌아오지 못하게 되었고,
산란처인 모래와 갈대숲도 물에 잠겨버렸다.
강물은 더 이상 흐르지 못해 오염이 심한
삼 급수로 전락해 큰 호수가 되었다.
결국 어부들은 배를 헐값에 팔아버렸고, 하는 수 없이
농사를 짓는 사람들도 늘어났다. 매년
봄이 돌아와도 더 이상 한강은 웅어를 부르지 못한다.
그래서 김포에서도 젊은 사람들 가운데
웅어를 모르는 사람이 많다.

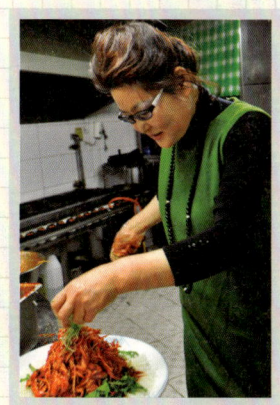
ⓒ 박형주

자박자박 끓여 쌈 싸 먹는
웅어감정

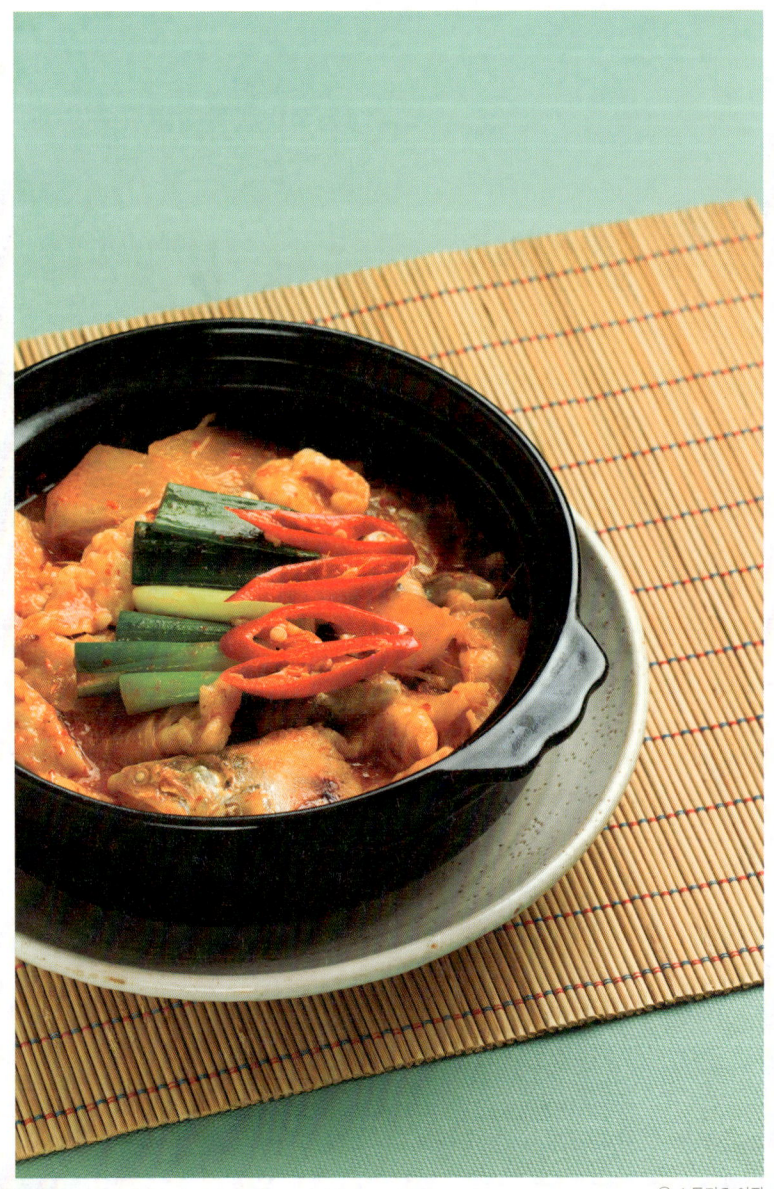

ⓒ 스튜디오 아자

봄이 오면 겨우내 눈을 덮고 잠자던 살림도 함께 깨어 신경을 쓸 것이 몇 배로 늘어났다. 그럴 때마다 힘들게 일을 마친 일손들에게 차려준 음식이 웅어감정이었다. 담백한 웅어육수에 수제비를 넣으면 한 끼 식사로도 든든했다.

웅어감정은 무와 대파를 넣고 수제비를 떠 자박자박하게 웅어와 함께 조린 음식이다. 국이나 찌개와는 사뭇 다른 느낌으로 무의 시원함과 웅어의 담백함이 더해져, 상추에 한 쌈 싸서 먹으면 입안에서 녹아내리는 듯한 맛이 봄바람보다 부드럽게 전해온다.

재료 및 분량

웅어 5~6마리, 밀가루 1큰술, 대파 2~3뿌리, 무 1/2개, 상추 100g, 양념장
(물 2컵, 된장 1작은술, 마늘 약간, 생강 약간, 고춧가루 1작은술, 다시마 약간)

만드는 법

1, 웅어는 비늘을 벗겨 깨끗하게 씻은 후 어슷하게 포를 뜨고
머리는 칼로 곱게 다진다.
2, 무를 2~3cm 정도 크기로 썰고, 대파도 어슷하게 썰어놓는다.
3, 냄비에 양념장 재료를 넣고 중불에 은근하게 끓이다가
웅어를 넣어 자박하게 조려낸다.
4, 다져놓은 웅어머리를 밀가루와 섞어 반죽해 모양을 낸 후
냄비에 넣고 함께 조린다.
5, 완성된 웅어감정을 상추와 곁들여 양념장에 싸서 먹는다.

TIP, 웅어 고르는 요령

웅어를 고를 때에는 전체적으로 통통하면서 탄력이 있는지 확인한다.
눈알이 맑고 아가미가 선홍색을 띠며 내장이 흘러나오지 않고, 비늘이 제대로
붙어 있어야 싱싱한 것이다.

민들레와 함께 먹는
웅어회무침

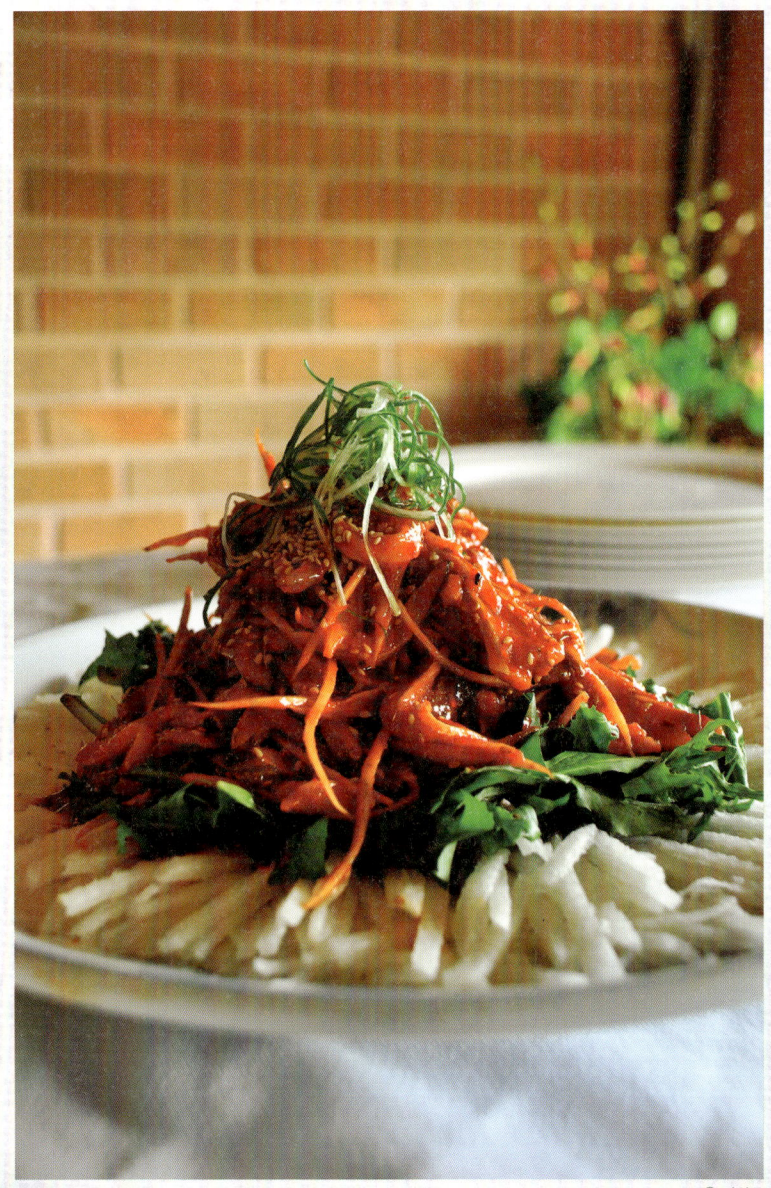

ⓒ 박형주

웅어는 성질이 급해 그물에 걸리면 금세 죽어버린다. 그래서 신선하게 먹으려면 잡는 즉시 내장과 머리를 떼어내고 얼음에 쟁여놓아야 한다. 늘 부엌에서 살던 나는 팔딱거리며 살아 있는 웅어보다는 손질된 웅어를 더 많이 접했다. 하지만 죽은 뒤에도 생생하게 살아 있는 은빛 비늘은 그 생명력을 짐작케 한다.

웅어는 회로 먹으면 특유의 연한 육질과 뼈째 씹는 맛을 그대로 느낄 수 있다. 웅어회무침은 한여름이 되어 웅어의 뼈가 억세지고 살이 빠지기 전에 부지런히 먹어둘 별미 중의 별미이자 보양식이다. 웅어에는 단백질, 칼슘, 칼륨 들이 풍부해 비타민이 풍부한 채소와 새콤달콤한 소스를 버무려 먹으면 봄철 사라졌던 입맛을 돋울 수 있다.

재료 및 분량

웅어 2마리, 우엉 200g, 배 200g, 미나리 20g, 보라색 양파 20g, 민들레 잎 50g, 대파 1/2뿌리, 양념초장(고추장 1큰술, 마늘식초 1작은술, 솔잎식초 1/2작은술, 레몬 5개, 참기름 1작은술, 조청 1/2작은술, 매실청 1작은술, 통깨, 설탕 약간)

만드는 법

1, 웅어는 비늘을 벗기고 머리와 내장 부분을 제거하고 깨끗하게 씻은 후 어슷어슷하게 썰어놓는다.
2, 우엉은 껍질을 벗겨 채를 곱게 썰어 얼음물에 담가 건져놓는다.
3, 배는 곱게 채를 썰어놓고, 민들레 잎은 씻어서 건져둔다.
4, 미나리, 보라색 양파(3cm)도 채를 썰어놓는다.
5, 대파는 길게 채를 썰어 찬물에 담가둔다.
6, 볼에 웅어를 먼저 넣고 양념초장을 넣어 버무린 후 **2**와 **4**의 재료들을 넣고 다시 한 번 버무린다.
7, 접시에 채 썬 배를 깔고 민들레 잎을 담은 후 버무린 웅어를 담고 파 채를 고명으로 얹는다.

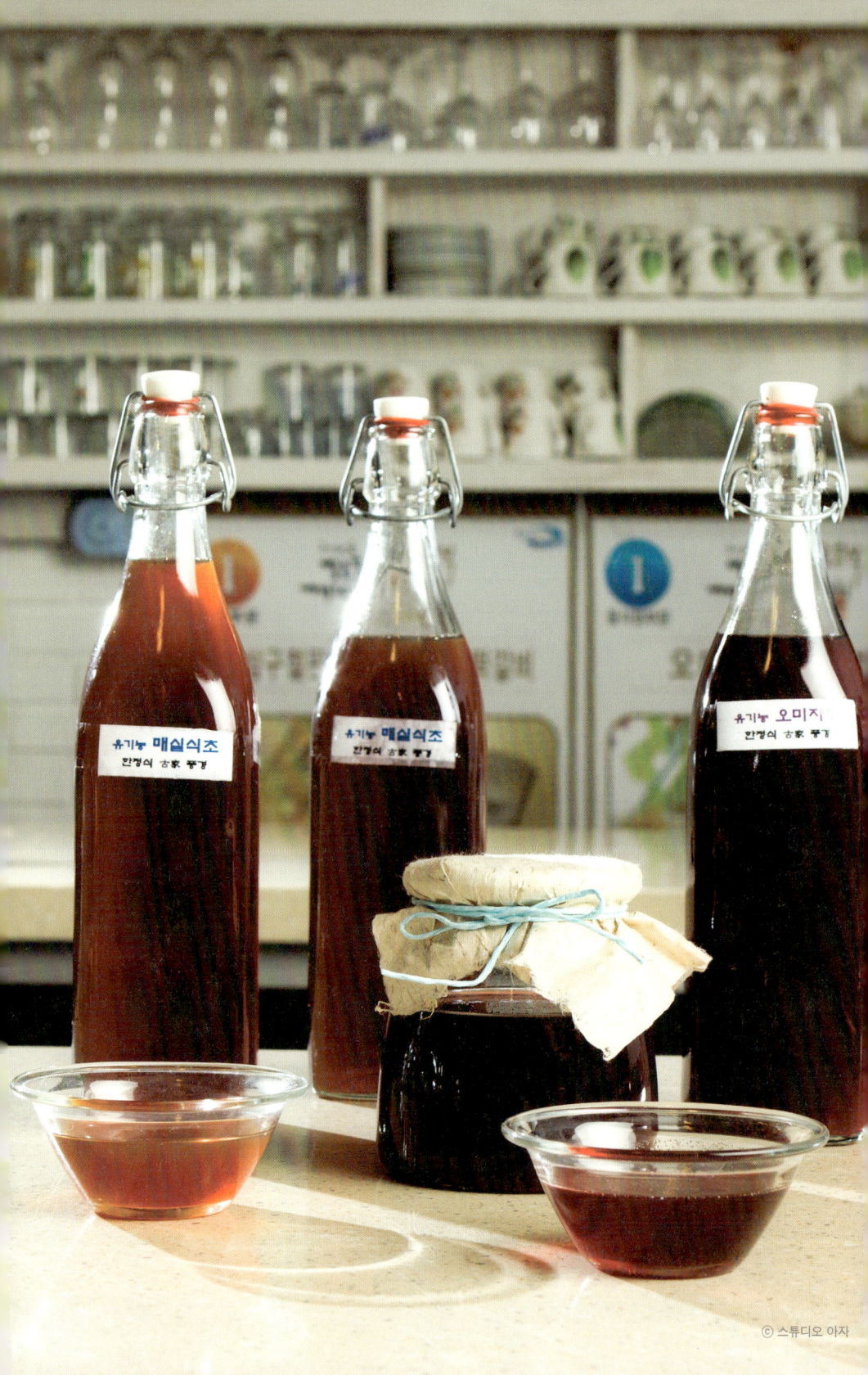

매실식초와 오미자청, 오디청

매실, 오미자는 더위에 지친 여름을 위해
꼭 준비해둬야 한다. 거기에 기력을 보해줄 오디까지
더하면 한더위도 끄떡없이 견딜 수 있다.
유월이 되면 생각만으로도 침이 고이는 매실이
실하게 살이 오른다. 살구처럼 익기 전 푸른
매실을 따서 설탕에 재어놓으면 1년 내내
다른 소화제가 필요 없다. 오미자의 단맛,
신맛, 쓴맛, 짠맛, 매운맛은 더위에 지친 몸에 활력을 준다.
유월 말 까맣게 익은 오디를 청으로 담가두면
쉽게 무르는 오디를 보관하기도 좋고,
오디의 영양을 오랫동안 보충할 수 있다.
매실식초, 오미자청, 오디청을 물에 희석해 마시면,
탄산음료를 대신하는 여름음료로 제격이다.

천연 소화제, 매실식초

매화나무의 열매인 매실은 우리에게 친숙한 열매로 우리나라에서는 약 2,000년 전부터 약으로 사용해왔다. 『본초강목本草綱目』, 『동의보감』에서는 매실이 만성기침, 가슴의 열기나 목마름, 오래된 학질, 만성설사, 치질, 혈변, 혈뇨, 부인의 혈붕血崩, 회충에 의한 급성복통이나 구토에 효험이 있는 것으로 기록되어 있다.

매실의 성분은 유기산으로, 천연 구연산 4.8~6.8퍼센트를, 당 0.7~1퍼센트를 함유하고 있다. 또한 천연 종합영양제라 불러도 무방할 정도로 비타민 A와 C가 풍부하다. 매실은 신맛이 강해서 산성식품으로 오해하기 쉽지만 실제로는 극알칼리성 식품이다. 그래서 장기 복용하면 산성으로 기울어진 신체균형을 약알칼리성으로 되돌릴 수 있다.

매실에 들어 있는 구연산을 포함한 각종 유기산과 풍부한 비타민, 칼슘, 나트륨, 인 같은 무기질 성분은 강한 살균작용과 해독작용을 한다. 이에 따라 체내의 독소를 중화시켜 피를 깨끗이 하는 정혈작용이 있다. 따라서 고혈압, 당뇨, 설사에 특효이며, 식이섬유가 많아 숙변 배출과 숙취 제거에도 좋다.

매실에 함유된 구연산, 사과산, 호박산 같은 유기산은 몸에 쌓여 있는 젖산을 분해하여 밖으로 배출시킨다. 젖산이 체내에 적체되면 피로감으로부터 시작하여 어깨 결림, 두통, 요통 같은 증상이 나타나고 점차 중병으로 발전하는데, 구연산은 포도당에 비해 열 배 이상의 효율로 젖산을 처리한다. 뿐만 아니라 매실에는 포도의 두 배, 멜론의 네 배에 달하는 칼슘이 들어 있다. 칼슘은 특성상 많이 먹는다고 해서 몸에 흡수되지는 않는다. 특히 장에서 흡수되기 어려운데, 매실 속에 함께 들어 있는 구연산과 결합하면 장내 흡수율이 매우 높아진다.

매실 성분 중 피루부산, 피크린산은 간을 도와 숙취를 풀고, 식중독, 배탈 따위를 예방하고 치료한다. 또한 각종 비타민과 무기질은 암을 다스리는 데 효험이 있어 최근에는 항암식품으로 급부상하고 있다.

이렇게 다양한 효능을 가진 매실은 알칼리성식품이지만 산이 강하다. 때문에 생매실을 갈아먹거나 즙을 내 마시면 치아가 상하고, 식중독에 걸릴 확률이 높으므로 주의해야 한다. 농축액을 물에 희석해 마시거나 다양하게 조리해 섭취하는 것이 좋고, 깨끗이 씻어 물기를 완전히 제거하고 사용해야 제맛을 낸다는 것도 잊지 말자.

매실식초 만들기

재료 및 분량
매실 10kg, 설탕 4kg, 현미식초 3L, 막걸리 윗물 3컵

만드는 법
1, 단단하고 설익은 청매실을 깨끗이 씻어 물기를 말려 준비한다.
2, 매실과 설탕을 버무려 항아리에 담고 식초와 막걸리 윗물 3컵을 부은 후 한지나 거즈 천으로 밀봉시킨다.
3, 4개월 정도 숙성시킨 후 식초를 거른다.
4, 거른 식초를 2차 발효해 1년 후 먹어야 깊은 맛이 난다.

오장육부를 다스리는
다섯 가지 맛, 오미자

'오미자'라는 이름은 단맛, 신맛, 쓴맛, 짠맛, 매운맛의 다섯 가지 맛이 난다고 붙여졌다. 오미자의 주산지는 우리나라와 중국, 일본 같은 동북아시아에 국한돼 있다. 옛날 우리나라의 오미자는 중국에 널리 알려져 수출까지 했다고 한다. 우리나라에서는 지리산, 속리산, 태백산에서 많이 자라는데, 현재 최대 주산지인 문경시 동로면 황장산 일대에서 생산된 오미자가 조선시대 각종 역사지리서에 지역 특산물로 수록돼 있다.

오미자나무의 키는 6~9미터이고, 잎은 길이가 7~10센티미터, 폭이 3~5센티미터로 뒷면의 잎맥 위에 털이 있고 넓은 타원형으로 어긋난다. 꽃은 약간 붉은빛이 도는 황백색이며, 지름이 약 1.5센티미터로 네다섯 송이가 새로 나온 짧은 가지의 잎겨드랑이에 한 송이씩 핀다. 열매는 신맛이 강하고, 팔구월에 홍색으로 익는다. 열매의 길이는 0.6~1.2센티미터로 여러 개가 포도송이 모양으로 밑으로 처져서 달린다. 오미자 열매는 약재로 쓰이는데, 단백질, 칼슘, 인, 철, 비타민 B_1으로 이루어져 있으며 사과산, 주석산 같은 유기산이 많아 신맛이 강하고 피로 회복을 돕는 작용을 한다. 그 외에도 여러 가지 약효성분을 함유하고 있어 진해, 거담, 자양, 강장, 항균, 강심, 자궁수축, 중추신경흥분, 혈압 강하작용이 있다고 알려져 있다.

오미자는 꿀이나 설탕에 재워 오미자청을 만든 후 희석해 오미자차로 음용하거나 각종 음식의 양념으로 활용된다. 말린 오미자를 보관할 때에는 꼭 냉동실에 보관해야 한다. 오미자는 말리더라도 속까지 완전히 건조되지 않는 경우가 많아 쉽게 부패할 수 있기 때문이다. 말린 오미자는 찬물에 하루 정도 우려내어 기호에 따라 꿀이나 설탕을 첨가해 먹으면 된다.

오미자차는 한 텔레비전 프로그램에서는 간을 젊어지게 해주는 차로 소개되기도 했다. 오미자에 리그난이라는 성분이 있는데, 이 물질은 독성물질에 의한 간세포 손상을 막아 간을 보호하고, 알코올대사를 촉진하여 혈중 알코올 농도를 빠르게 낮추어준다. 또 간에서 단백질과 당질대사를 촉진하여 지방간 위험을 줄여줄 뿐만 아니라 간암세포의 증식도 억제했다는 연구결과도 있다. 단, 감기 초기 열이 심할 때에는 복용을 피해야 한다.

오미자청 만들기

재료 및 분량
오미자 10kg, 설탕 10kg

만드는 법
1, 오미자와 설탕을 버무려 항아리에 70%만 차도록 넣는다.
2, 한지나 거즈 천으로 항아리 입구를 막고 뚜껑을 덮어둔다.
3, 3~4일 동안 자주 항아리 속을 저어주어 산소를 공급시킨다.
4, 3개월 후 걸러 서늘하고 통풍이 잘되는 그늘에서 6개월 이상 2차 발효시킨다.

TIP, 오미자 고르는 요령
오미자는 선택할 때에는 살이 많고 진이 나오며 독특한 냄새가 있고 신맛이 강한 것이 좋다. 또 흰가루가 묻어 있지 않은 것이 좋다.

사계절이 주는 건강한 음식, 고가 상차림

토종 블랙베리, 오디청

오디는 뽕나무 또는 산뽕나무의 열매로 상실桑實·오들개라고도 부른다. 뽕나무는 예로부터 밭둑이나 산골짜기에 많이 심던 과실수였다.

오디는 지름 약 2센티미터의 과실로 처음에는 녹색이다가 검은빛을 띤 자주색으로 익는다. 익으면 즙이 풍부해지며, 맛은 당분이 들어 있어 새콤달콤하고 신선한 향기가 난다. 성분으로는 포도당과 과당·시트르산·사과산·타닌·펙틴을 비롯하여 비타민(A·B_1·B_2·D)·칼슘·인·철 따위가 들어 있다. 강장제로 알려져 있으며 내장, 특히 간장과 신장의 기능을 좋게 한다. 갈증을 해소하고 관절을 부드럽게 하며 알코올을 분해하고 마음을 편안하게 하여 불면증과 건망증에도 효과가 있다. 그밖에 머리가 세는 것을 막아주고 조혈작용이 있어서 류머티즘 치료에도 쓰이며, 혈당과 콜레스테롤 저하효과가 있다.

이렇게 몸에 좋은 오디는 요즘 블랙푸드의 대명사로 떠오르고 있다. 쉽게 물러지므로 단시간 내에 먹는 것이 좋은데, 그렇지 못할 때에는 술 또는 청을 담근다. 오디술은 예로부터 상심주·선인주라고 하여 귀하게 여겼는데, 빛깔이 곱고 유기산이 적어서 시지 않고 달콤하다. 약간 덜 익은 열매로 담그는 것이 좋으며, 맛과 향을 더하기 위해 매실주나 석류주와 섞어 마시면 좋다. 농축액을 밀가루 반죽과 섞어 과자를 만들거나 저온으로 말려서 가루를 내어 먹기도 한다.

오디를 고를 때에는 꼭지가 신선하고 통통한 것을 고르되 겉은 검은색으로 무르지 않은 것이 좋다.

오디청 만들기

재료 및 분량
오디 10kg, 설탕 10kg

만드는 법
1, 오디와 설탕을 버무려 항아리에 70%만 차도록 넣는다.
2, 한지나 거즈 천으로 항아리 입구를 막고 뚜껑을 덮어둔다.
3, 3~4일 동안 자주 항아리 속을 저어주어 산소를 공급시킨다.
4, 3개월 후 걸러 서늘하고 통풍이 잘되는 그늘에서
6개월 이상 2차 발효시킨다.

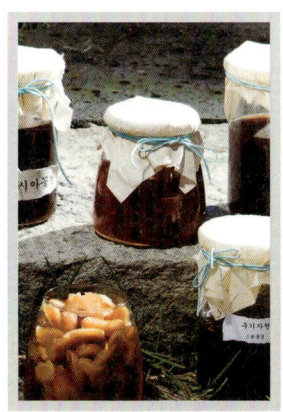

ⓒ 스튜디오 아자

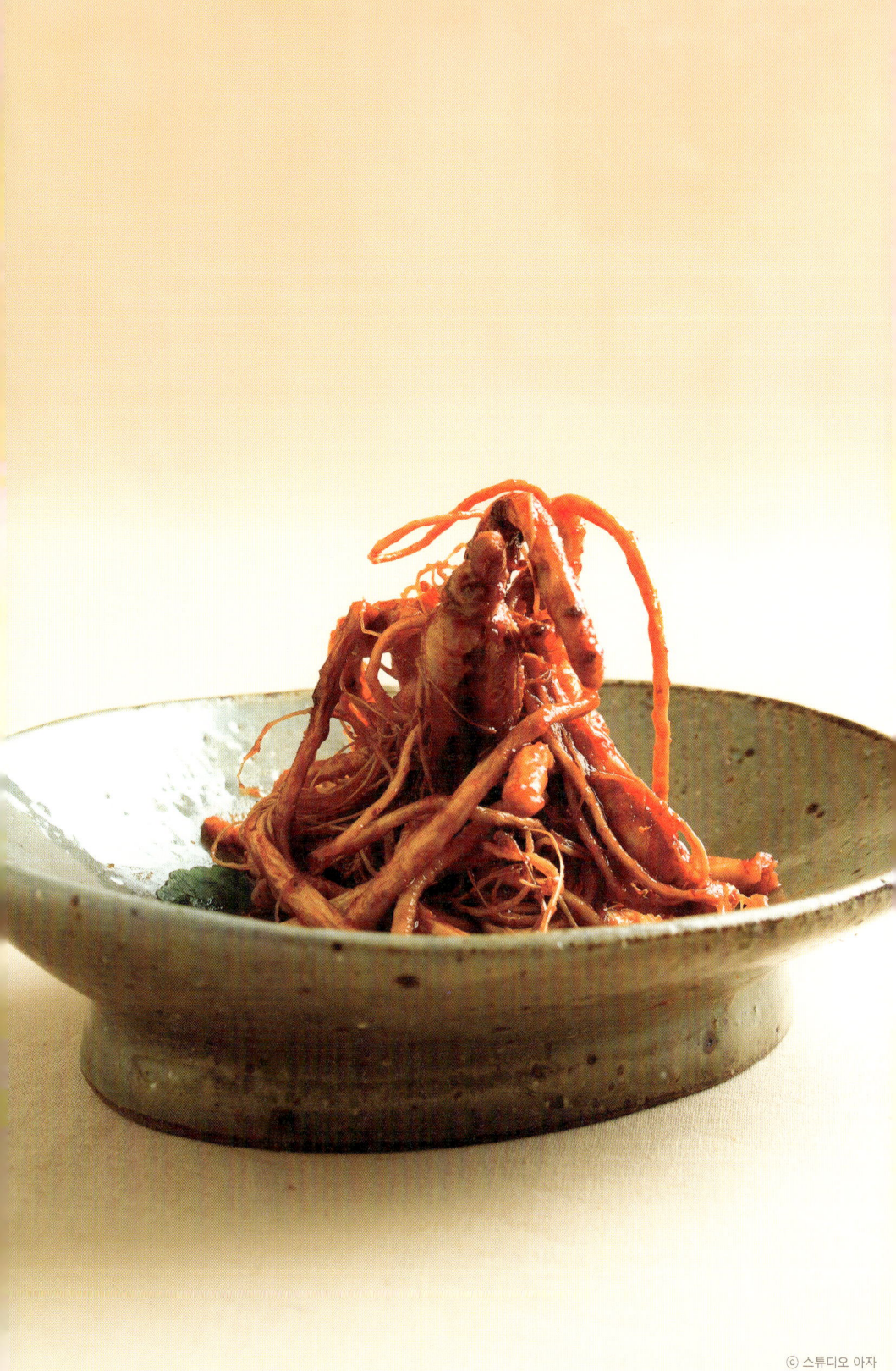

불로장생의 영약, 인삼장아찌

불로장생의 영약으로 잘 알려진 인삼은
기력을 증진시켜주는 대표적인 건강식품이다.
인삼을 신비의 영약이라고 부르는 것은
예로부터 여러 가지 질병의 치료와 병의 회복 촉진에
놀라운 효험을 발휘하는 효능 때문이다.
지금까지 과학적으로 밝혀진 대표적 효능으로는
신체조절기능의 항상성유지 작용이라 할 수 있다.
또한 항피로 및 항스트레스 작용,
항당뇨 작용, 혈압조절 작용,
항암 작용, 동맥경화 및 고혈압의 예방,
두뇌기능 강화, 위장기능 강화, 면역기능 증강,
항바이러스 작용을 한다. 특히 인삼에 들어 있는
사포닌은 지방을 녹여 몸 밖으로 배출시키는
작용을 하는 데 일등 공신이다.
이렇게 몸에 좋은 인삼은 꽤 까다로운 식물로,
땅을 가리는 대표적인 식물이다. 수분함량이 충분하고
통기성이 좋은 토양에서 좋은 인삼이 생산된다.
또한 인삼은 음지성 식물이어서 직사광선을 적게 받거나
여름철에 햇빛을 적게 받는 방향에서 잘 자란다.
흔히 인삼을 풍風·수水·인人으로 빚어낸다고 한다.
어느 작물이나 마찬가지이지만 인삼은 특히
사람이 자주 돌봐주어야 한다.

건조한 봄철에는 인삼밭이 건조하지 않도록
적당한 수분을 유지해주고,
고온다습한 여름철에는 배수를 잘해줘야 하며,
햇빛이 강한 여름철에는 인삼밭의 발을 아침저녁으로
제때에 올리고 내려 통풍을 조절해줘야 한다.
대부분의 인삼밭이 산간지역이나 오지에 있어
웬만큼 부지런하지 않고는
농사를 지을 수 없다. 이러한 특성 때문에
인삼은 물소리, 바람 소리, 사람 발자국 소리를 듣고
자란다고 하는 것이다. 인삼(수삼)을 고를 때에는
부피가 크고 통통한 인삼을
좋은 인삼으로 생각하기 쉽다. 이런 인삼은
무게는 많이 나가지만 품질과는 별개의 문제다.
인삼의 약효가 크기에 비례하는 것이
아니기 때문에 외형이 크다고 해서 약효가
그만큼 뛰어난 것은 아니다.
인삼의 연수에 비해 크기가 너무 큰 것은
오히려 속이 무를 수 있고, 연근에 맞는 적절한 크기가
가장 좋은 것이다. 예로부터 인삼은
사람의 형태를 닮은 것을 최고 등급으로 여겼다. 즉
머리, 몸통, 팔, 다리가 사람처럼 달려 있고,
각 부위별로 균형 잡힌 형태를 갖춘 인삼이 좋은 인삼이다.
이는 홍삼을 제조할 때 그 이유를 알 수 있다.
아무리 통통하고 큰 인삼이어도
사람처럼 균형 잡힌 몸매를 갖추지 못한 인삼은
열을 가해 찌면 속이 바람 든 무처럼

구멍(내공)이 많고 희끗희끗한 백태(내백)가 있다.
이는 비만인 사람이 보기에는 건장하게 보여도
속은 허한 것과 같은 이치다. 이렇게 고른 인삼은 신문지에 싸서
서늘한 곳에 보관하거나 한 번씩 소비할 양만큼씩
신문지에 싸서 냉장실에 보관하되
냉장고에서 꺼낸 인삼은 즉시 사용해야 한다.
저장기간 동안에 가끔 약간의 물을
몸통에 뿌려 저장하면 싱싱하게 보관할 수 있다.
비닐로 싸서 보관할 경우 숨구멍을 세 곳 정도 내준다.

인삼장아찌 만들기

재료 및 분량
인삼(1년생) 250g, 사태고기육수 2컵, 대추 60g, 생강 1쪽, 둥글레 약간,
간장(조선간장+진간장) 1컵, 조청 1큰술

만드는 법
1, 인삼을 깨끗하게 손질하여 물기를 뺀 후 항아리에 담는다.
2, 사태고기육수, 대추, 생강, 둥글레, 간장, 조청을 넣고 끓인 후 고운 체에 걸러 식힌다.
3, 2로 만든 장아찌 간장을 식혀 항아리에 붓는다.
4, 일주일이 지나면 먹어도 되는데, 너무 오래 보관하지 않는다.
5, 장아찌를 담고 일주일 간격으로 3의 간장을 끓여 붓는 것을 반복하면
잘 변하지 않는다.

여름에서 가을 /
식초와 청이 익어가는 장독대

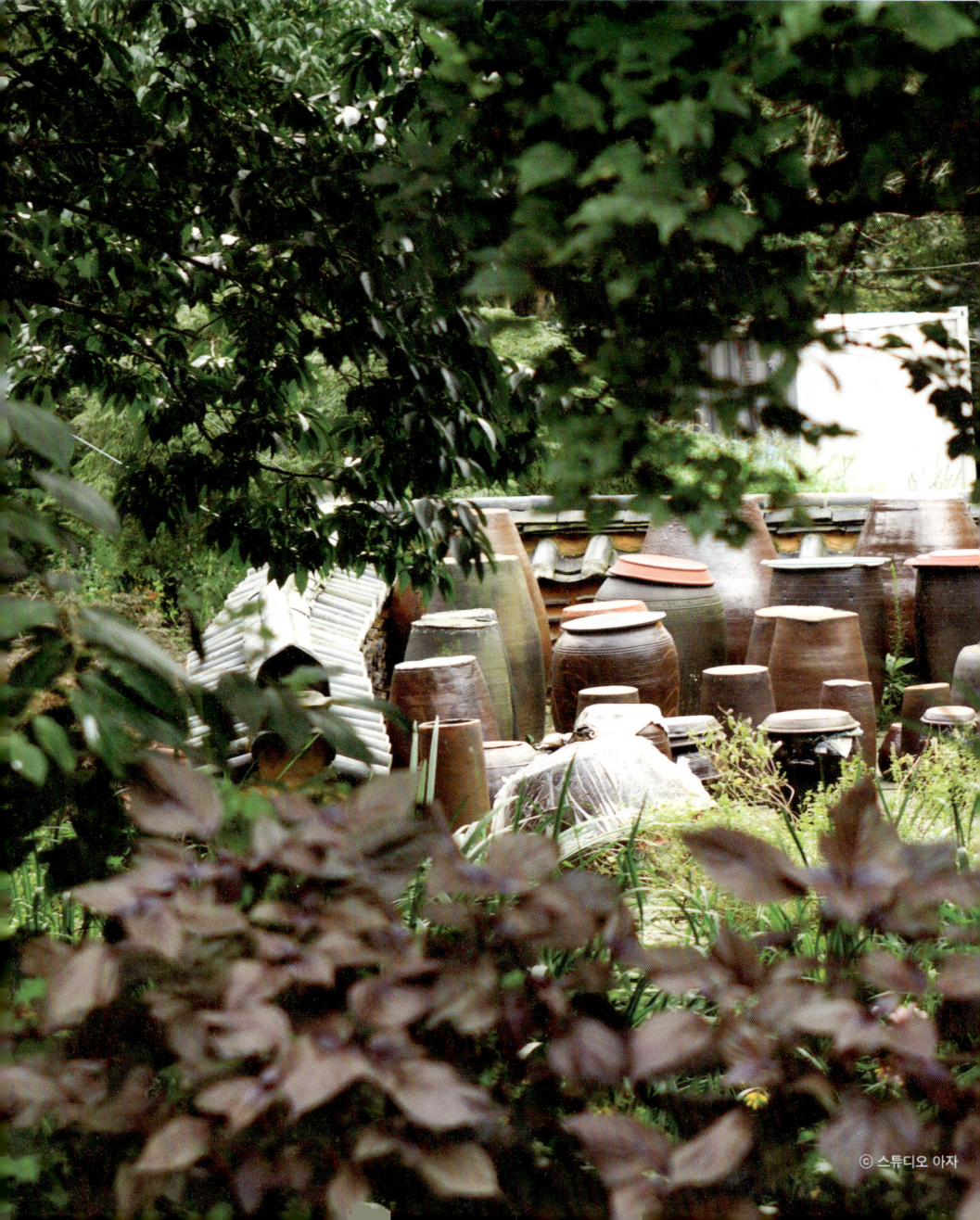

ⓒ 스튜디오 아자

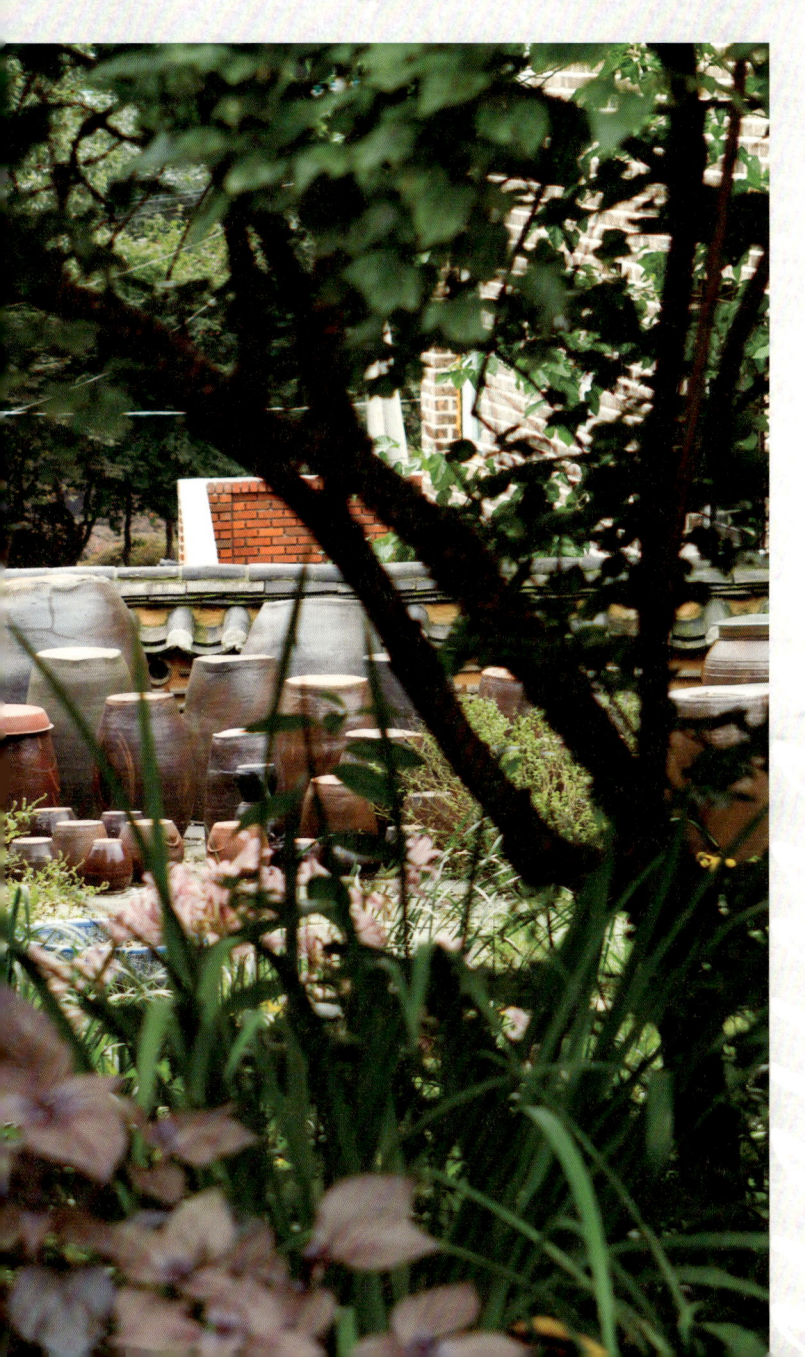

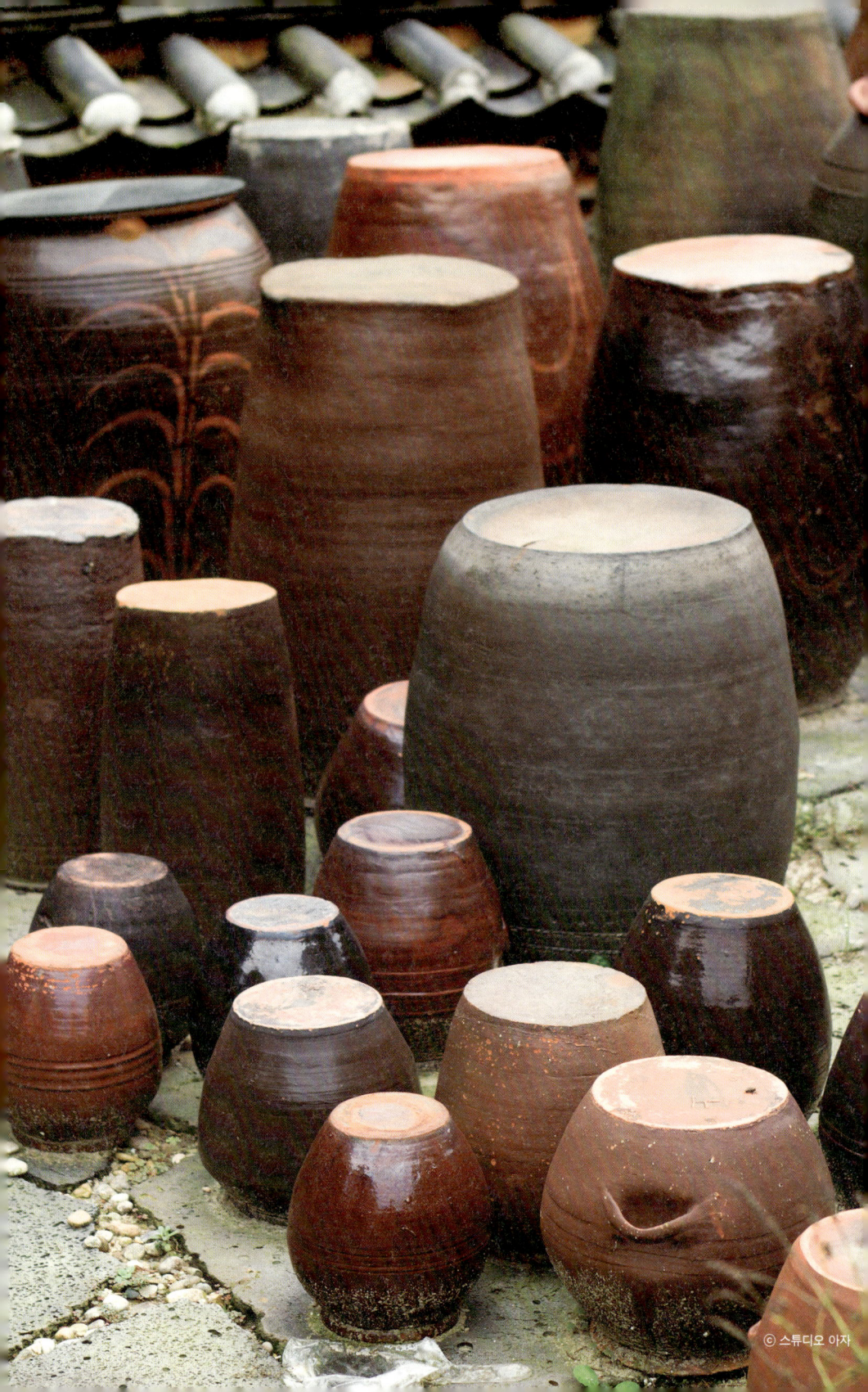

ⓒ 스튜디오 아자

보물 1호 장독대

고가의 앞뜰과 뒤뜰에는
내 보물 1호인 장독대가 있다.
저마다 다른 재료의 식초와 청, 장 들을 담은
백여 개 남짓한 장독은
해마다 나와 함께 나이를 먹는 오랜 벗이자,
古家의 가장 귀한 자산이다.
그도 그럴 것이 내 모든 음식의 근원이
그 장독 안에 담겨 있기 때문이다.

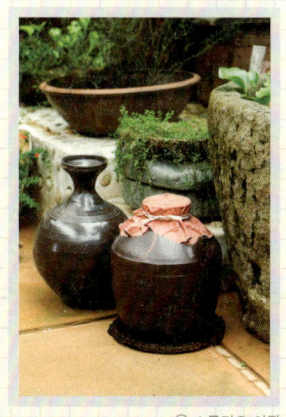

ⓒ 스튜디오 아자

건강한 맛을 찾아서

　발효음식, 그중에서도 식초와 청에 관심을 갖고 연구한 지 벌써 15년째다. 쉰여덟이라는 많지 않은 연세에 돌아가신 친정어머니와 세 번에 걸친 대수술을 받고 항상 몸이 편치 않은 남편 덕에 내 걱정의 반은 가족들의 건강이었다.

　신혼 초반에는 남편과 함께 외식을 하는 날이 더 많았고, 자극적인 음식도 많이 찾았다. 하지만 건강을 지키는 것은 밥상에서 시작된다는 것을 깨닫게 된 계기가 있었다. 바로 양평에서 우연히 맛보게 된 천연발효식초로 양념을 한 음식들이 그것이다. 씹으면 씹을수록 풍미가 느껴지는 그 부드러운 맛과 배불리 먹고 난 후에도 속 편함에 나는 금세 매료되었다. 하지만 당시에는 천연발효식초나 청에 대한 관심이 지금처럼 크지 않아 만드는 방법이나 쓰임새에 대한 자료를 거의 찾지 못했다. 그래도 내 가족에게 손수 천연발효밥상을 차려줄 욕심으로 지인들에게 어렵게 수소문한 끝에 몇 개의 레시피를 얻을 수 있었다.

　모든 음식이 그렇듯 요리책이나 레시피만으로 그 맛을 재현해내기란 참 어려운 일이다. 수십 번의 실패를 거듭하면서 나는 스스로를 가르치기 시작했다.

실패는 나의 스승

 이 땅의 모든 식재료는 식초와 청이 될 수 있다는 생각으로 연구하고 또 연구한 끝에 실패는 내게 가장 훌륭한 스승이 되었다. 가장 보편적이고 손쉽게 만들 수 있는 매실청을 시작으로 나는 날마다 장독대에서 살다시피 했다. 발효가 되지 않고 썩어버리거나 쉰내를 풍기는 장독을 대할 때면 안타까운 마음에 그저 한숨만 나왔다. 하지만 재료의 양과 설탕의 양을 가감하면서 나는 인내심을 가지고 기다렸다.
 발효란 한순간에 이루어지지 않는다. 같은 항아리의 식초지만 1년 묵은 것과 3년 묵은 것은 그 맑음이 다르다. 실패하면 다시 몇 년 몇 달을 기다려야 하고, 몸을 정화시키는 그 맑은 맛은 오래오래 묵힐수록 우러나기 때문에 인내와 끈기가 필요하다.

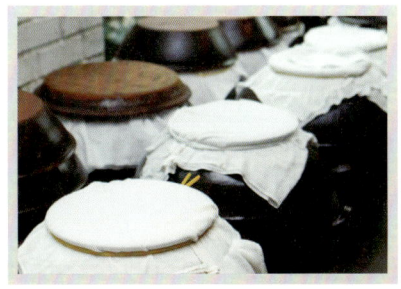

ⓒ 스튜디오 아자

솔잎을 우러나게 한 기다림, 발효

발효과정에서 인내와 끈기를 가장 많이 필요로 하는 것이 솔잎식초다. 맨 처음 솔잎식초를 담갔을 때 나는 뭣도 모르고 가늘고 뻣뻣한 솔잎을 다듬어 누룩과 함께 항아리에 넣고 효소가 우러나기를 기다렸다. 하지만 서너 달이 지나도록 솔잎에서는 효소가 우러날 기미조차 보이지 않았다. 급기야 하얗게 곰팡이가 앉기 시작해 아까운 솔잎만 버렸구나 했다.

이듬해에 솔잎을 구해 다시 담가보았지만 실패를 반복할 뿐이었다. 그 이유를 알게 된 것은 4년이나 지나서였다. 나보다 먼저 오래전부터 식초를 만들어왔던 이가 말하길 햇간장을 만들 때 묵은간장을 한 바가지 퍼넣어 씨간장으로 쓰듯 씨가 될 식초를 함께 넣어야 한다는 것이었다. 또, 수분이 많은 여느 재료들처럼 서너 달이면 우러나는 것이 아니라 적게는 1년 이상 기다려야 한다고 했다.

'다 알고 있었던 것을 간과했구나. 더 기다려야 할 것을.'

나의 성급함과 무지 탓에 아까운 솔잎들을 버려야 했구나 생각하니 뒷산의 소나무들에게조차 미안해졌다. 그래서 전보다 더 정성을 들여 항아리를 씻고 솔잎을 다듬어 식초를 담근 끝에 내 장독대에는 잘 익은 솔잎식초 항아리가 하나 더 늘어났다.

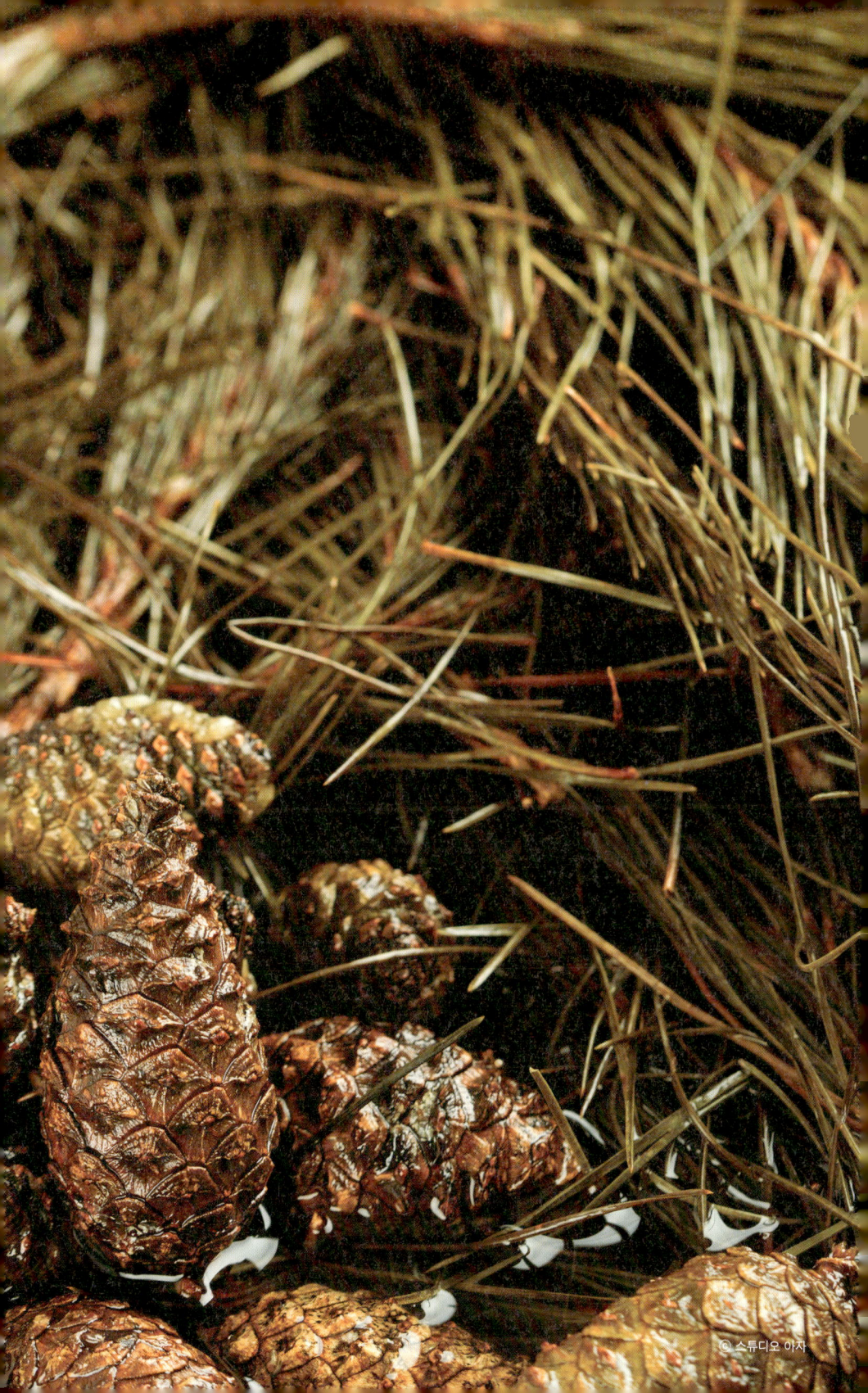
ⓒ 스튜디오 아자

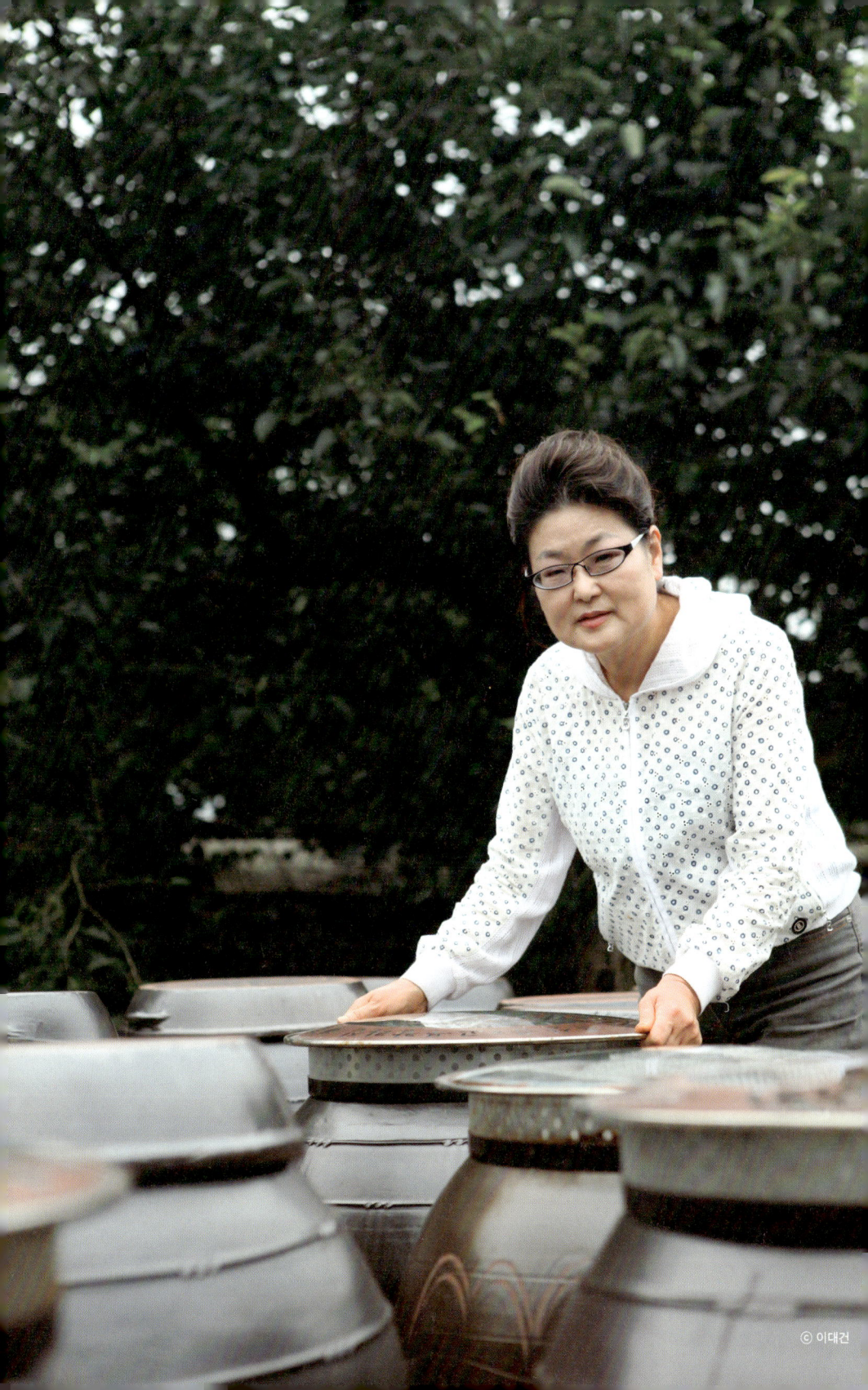

옹기, 인생을 담은 항아리

솔잎식초 외에도
몇 번씩이나 실패를 거듭했던 식재료들이
많이 있었다. 하지만 그럴 때마다
해답은 단순했다. 때때로
해답은 바로 옆에 있거나 또 다른
누군가의 입을 거쳐서 나에게 전달되었다.
그러면 나는 무릎을 치며
후회와 기쁨을 동시에 맛보아야 했다.
그렇게 15년, 옹기에
켜켜이 내 인생을 담고
오래오래 묵혔다.

종가의 맛을 지키는 씨간장

종가의 사전적인 풀이는 여러 대에 걸쳐 분가를 한 경우에 분가의 본가이다. 무릇 우리나라의 종가라 함은 그 세월과 역사에 의의를 두어야 할 것이다. 대대로 그 집안의 전통을 고수하고 지켜가는 종갓집 종부들의 모습에서는 의연한 각오마저 내비쳐진다.

이러한 종갓집 종부의 보물은 으레 씨간장이라고들 한다. 100년이 되었을지, 200년이 되었을지 모를 씨간장. 간장을 담글 때 꼭 그것을 한 바가지 퍼넣어 그 집안의 맛을 지키는 것 또한 종부의 몫이다. 그래서 비바람에 장독이 무너지기라도 하는 날에는 그 집안 종부의 마음도 무너져 내리는 것 같았을 것이다.

이렇게 세월을 지켜온 맛, 종가의 음식은 오랜 세월을 일궈온 집안만이 가질 수 있는 여러 가지 발효양념들이 비법이다. 나 역시도 시어머니의 씨간장 항아리를 물려받았고, 청이며 식초, 장아찌 항아리를 내 것으로 늘려갔다. 이것은 훗날 내 며느리에게 물려줄 가장 값진 선물이며, 그녀가 애지중지해야 할 집안의 가장 큰 어르신이 될지 모른다.

종가의 발효 철학

종가의 양념은 세월을 품고 있다. 여느 집안의 양념과는 근본부터가 다르다. 청이건 식초건 발효된 지 1년 미만의 것은 아예 장독 뚜껑을 열 생각조차 하지 않는다. 남들이 안달을 내며 2년, 3년 만에 뚜껑을 열어도 나는 꿋꿋하다. 천일염 또한 10년 이상을 묵힌 것이 아니면 쓰지 않는다. 간장은 둘째치더라도 15년 이상 나이 먹은 식초와 청의 맛을 감히 상상이나 할 수 있겠는가? 그렇게 세월을 보낸 양념은 산삼보다 귀한 약이 된다.

종가의 장독대에서는 무엇이든 오래 숙성시키면 시킬수록 깊어지고, 맑아진다. 종가의 터가 그렇다. 세월과 함께 가야 한다. 그것은 음식도 마찬가지다. 반드시 오래된 발효양념을 사용해야 특유의 깊은 감칠맛을 살릴 수 있다.

나는 틈틈이 메모를 해두어 각각의 항아리에 무엇이 담겨 있는지, 얼마나 숙성이 되었는지를 살핀다. 가장 나중에 열어야 할 항아리는 내가 담긴 항아리일 것이다. 얼마나 잘 숙성되어 곰삭은 맛과 향이 나는 사람이 되어 있을지. 나로서도 매일매일 기대되는 바이다.

좀 더 세월을 '잘' 기다릴 줄 아는 것. 이것이 종가의 발효 철학이다.

장독대, 나의 실험실

나는 이렇게 장독대에서 15년의 세월을 보냈다. 15년을 함께 나이 먹은 항아리부터 어제 새로 자리를 차지한 어린 항아리까지 내 자식처럼 보듬어 키웠다. 그렇게 키운 양념은 내 가족과 손님의 밥상에서 약념이 되어주었으니 이만한 도리를 다하는 자식이 없다고 하겠다.

음식을 만들 때 설탕 대신 잘 발효된 매실청을 쓰고, 마늘 대신 마늘식초로 잡내를 없앤다. 생강을 넣는 음식에는 생강청을, 양파를 넣는 음식에는 양파청을 넣어 맛을 낸다. 갖은 양념을 사러 마트를 들락날락할 필요도 없고, 계절에 구애를 받지도 않는다. 또 숙성을 거쳐 감칠맛이 더해지고, 소화까지 도우니 일석사조다.

새로운 식재료를 찾을 때마다 나는 으레 식초와 청으로 담가 본다. 이번에는 어떤 맛이 날까, 시간이 흐르면 그 맛이 어떻게 변할까 하는 상상만으로 하루가 즐겁다. 또 새로 만든 식초와 청에 어울리는 음식을 구상하는 동안 나는 새로운 장난감을 선물 받은 어린아이의 마음이 된다.

장독대는 곧 나의 실험실이다. 요즘은 우리 땅의 식재료를 넘어 세계의 식재료들에도 관심을 쏟고 있다. 일본에 古家 입점을 준비하면서 일본인 입맛에 맞춰 천연발효식초를 이용한 와사비장아찌를 만들어보기도 했다. 어느 시인이 말하길 바퀴를 보면 굴리고 싶어진다고 했던가. 나는 식재료를 보면 썰고, 담고, 발효시켜 몸에 좋은 음식으로 만들고 싶어진다.

점심시간이 끝나고 한 차례 손님맞이를 치르고 나면 나는 항상 古家의 정문 너머 앞뜰을 바라본다. 옹기종기 배를 맞댄 장독대의 모습에 마음이 평화롭다. 내일 또 어린 장독이 하나 더 늘 것을 생각하니 마음까지 넉넉해진다.

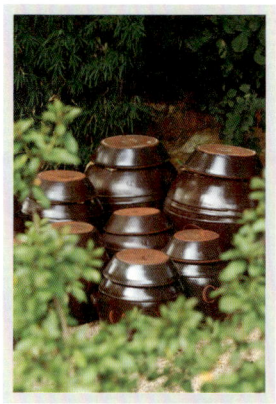
ⓒ 스튜디오 아자

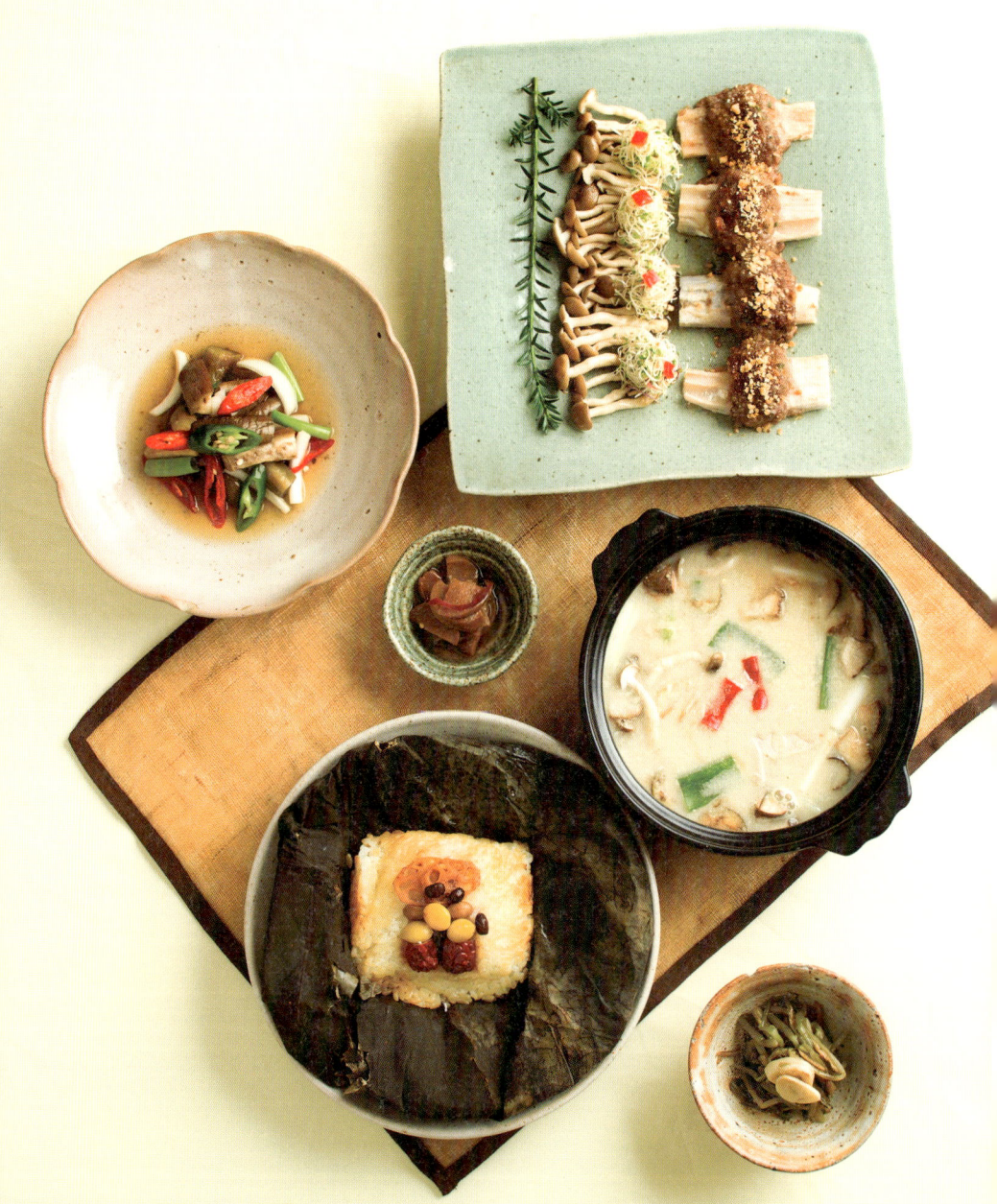

연꽃 향기 그윽한 약선밥상

연은 예로부터 식용 및 약용으로 그 쓰임새가
다양하게 이용되어왔다. 비타민과 미네랄이 풍부해
약재, 차, 각종 음식 재료로 사랑받고 있는 연은
뿌리부터 씨앗까지 버릴 것이 하나도 없어
음식 재료로서의 가치가 매우 높다.
연근은 이미 일반인들에게도 친숙한 음식 재료로
많이 사용되고 있고, 주변에서 쉽게 구할 수 있으며
저렴하기까지 하다. 또한 연은 꽃 색깔에 따라
홍련·백련·청련·적련 들로 나뉘는데, 그
가운데서도 백련은 향이 순수하고 부드러워
불가에서 오래전부터 차로 만들어왔다. 우리
차 중에서도 담백하고 은은한 향을 지니고 있어
최고의 명차로 꼽히는 '백련차'는 칠팔월 연꽃이 활짝
피었을 때 만든다. 연꽃은 낮에는 활짝 피었다가
저녁이면 꽃잎을 오므려 잠을 잔다.
꽃이 오므라들기 전에 작설차가 든 차 주머니를 넣고
하룻밤 재웠다가 다음 날 다시 꽃이 피기 전에
따면 된다. 연씨는 '연자육蓮子肉'이라 하여
한약재로도 쓰이는데, 열을 내리고 눈과 귀를 밝게 해
스트레스를 받기 쉬운 수험생이나 직장인에게 특히 좋다.

연은 토층이 깊고 유기질이 풍부한
진흙땅에서 잘 자라는데, 김포의 비옥한 토질은
연을 키우기에 안성맞춤이다.
김포시에서는 지역사업으로 연을 특화시키고
내게 연을 이용한 음식연구를 맡겼다.
새로운 식재료에 대한 호기심으로 나는 그 제안을
흔쾌히 수락했다. 그러면서 만들게 된 것들이
연근죽, 연탕평채, 연근수삼카나페,
연근버섯들깨탕, 연잎미나리전, 연잎해물전, 연근떡갈비,
연잎전병 등 수십여 가지에 이른다.
연은 그야말로 어느 음식에나 곁들일 수 있는
만능 식재료이자 만병통치약이라고도 할 수 있다.
『본초강목』에 "연은 기력을 왕성하게 하고
모든 질병을 물리치며 오래 복용하면 몸이 가벼워지고
수명이 연장된다"고 쓰여 있으며,
"자양강장, 피로회복, 정신안정에 도움이 된다"고 했다.
항상 아픈 남편을 보면서 건강이 전부라는 말에
누구보다 공감하고 있던 나로서는
약이 되는 식재료인 연을 통한 음식연구가
그렇게 즐거울 수가 없었다.
'이 음식에다가 연을 첨가해보면 어떨까?',
'이 음식에는 연근을 다져서 넣어볼까?'
먹어줄 이를 생각하면서 음식을 기획하고 만들어보는 동안
그 사람이 점점 더 건강해질 것이라 벌써부터 기대됐다.
약식동원藥食同原이라고 했다.

약과 음식은 그 근본이 동일하다는 말이다.
연을 이용해 차린 밥상은 그대로 약이 된다.
약선藥膳은 약의 영양성분과 질병 치유의 효능을
함께해 병을 치료하기 위해 특별하게 만든 음식이다.
각각 사람의 체질과 병증에 맞게
식재료를 더하고 빼는 것에서 출발하는데,
나의 음식 철학도 이 약선과 맞닿아 있다.
자연음식, 발효음식에 대한 추구는
종래엔 '몸에 이로운 음식'이라는
약선과 같은 목적을 갖고 있는 것이다.
여기에 나는 맛을 더했다.
古家를 찾는 많은 손님들이 연잎밥 마니아다.
그 향과 식감을 잊지 못해서일 것이다.
연을 가장 쉽게 접할 수 있는 음식으로 요즘엔
약선에 대한 관심이 높아지면서
대중들이 많이 찾는 음식이 되었다.
古家의 연잎밥은 신선한 재료와 정성이 조화를 이루어
탄생한다. 김포시와 대구영농조합에서
재료를 수급받고 있는데, 나의 터전인 김포 주민들과
대구 농민들이 정직하게 재배한 것이라
재료에서부터 그 정성이 이만저만 느껴지는 게 아니다.
더욱이 연잎밥에 들어가는 쌀과 다양한 잡곡들은
각각 특산지에서 올라오는 상등품들이니
약 중의 약이 될 법하다.
우리집에 올 때마다 연잎밥을 찾는 한 손님은

아예 연잎을 벗기지 않고 통째 들고 먹기도 한다.
"이렇게 먹으면 연잎 샌드위치가 돼요.
연잎의 향기를 더욱 진하게 즐길 수 있으니
이걸 아까워서 어떻게 버리겠습니까?"
나는 감사할 따름이다.
古家의 앞뜰에는 자그마한 연못이 있다.
여름부터 가을까지 연못에는 노랑어리연이 만개한다.
만개한 연꽃을 바라보노라면
마음까지 넉넉하고 편안해진다. 이런 연을
어찌 사랑하지 않을 수 있을까.

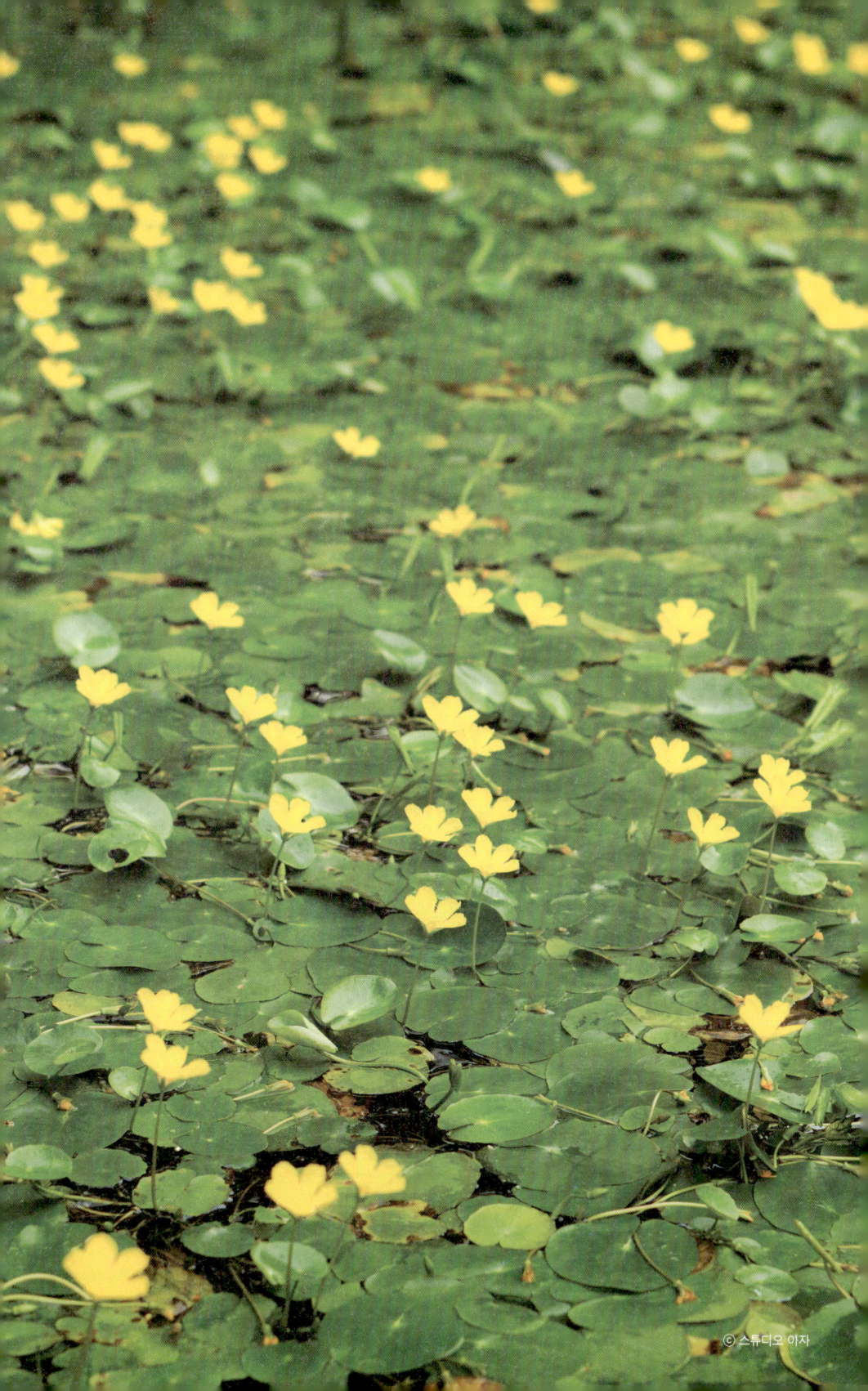

영양 만점 연잎밥

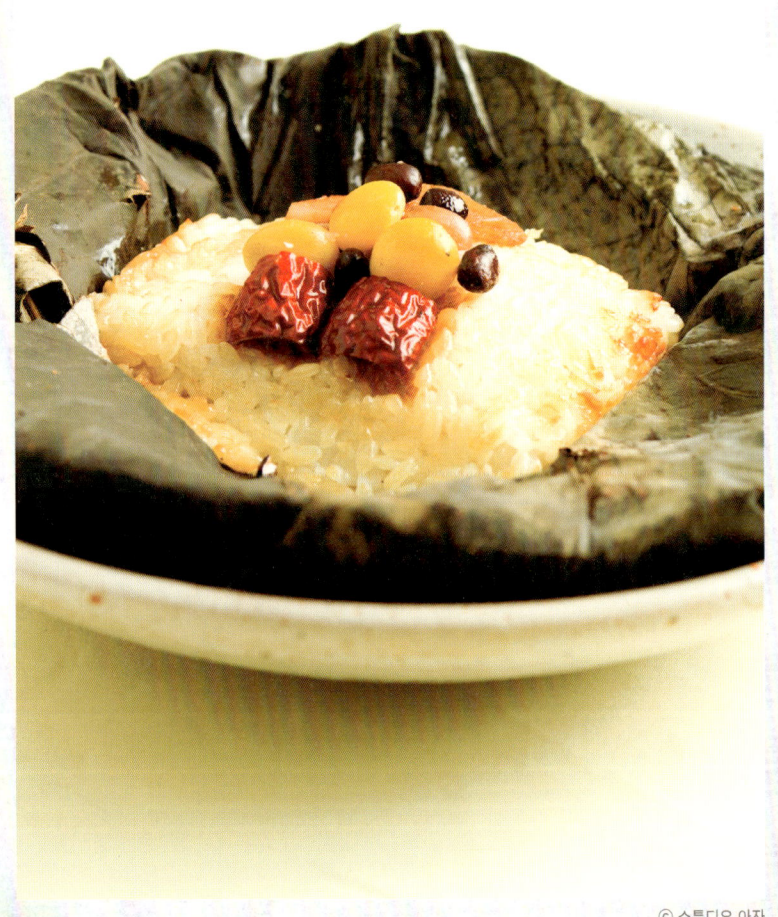

ⓒ 스튜디오 아자

김포는 예부터 한강에 근접한 평야지대로, 늪지가 많다 보니 당연히 늪지식물인 연 또한 많았다. 하지만 먹고사는 것이 여유롭지 못했던 그 시절에 일반인들이 손이 많이 가는 연잎밥을 해먹기란 쉽지 않았다. 당시 천석꾼이었던 배천 조씨가에서는 연잎이 나는 여름철에 맞추어 집안 어른들의 입맛을 되찾는 보양식으로 연잎밥을 해먹기 시작했다고 한다. 그것이 오늘날까지 이어져 온 것이다.

古家의 연잎밥은 김포 쌀과 은행, 연자, 수수, 팥, 조 같은 다양한 곡식을 재료로 사용한다. 잡곡을 사용해 영양은 풍부하고, 다량의 칼륨을 함유하고 있는 연잎의 성분이 쏙 배어들어 성인병과 다이어트에 그만이다.

또한 연잎밥은 뜨거울 때 냉동시켜두었다가 필요할 때 쪄 먹으면 갓 지은 밥 같아서 좋다. 집집마다 냉장고가 없는 집이 없는 요즘 레토르트쌀밥 대신 연잎밥을 챙겨두면 좋다.

재료 및 분량
연잎 5장, 찹쌀 3컵, 잡곡(서리태, 흑미, 울타리콩, 은행, 연자, 수수, 팥, 조) 각 10g 내외, 연근 100g, 소금 약간

만드는 법
1, 알맞은 분량의 찹쌀, 잡곡을 불려놓고 소금 간을 하여 찜통에 찐다.
2, 다 지어진 밥에 연근, 밤, 대추, 은행, 잣을 얹고 연잎으로 감싼다.
3, 연잎의 향이 배어들도록 놓아두었다가 잎을 펼쳐 먹는다.

피부미인의 한 끼 식사,
연근버섯들깨탕

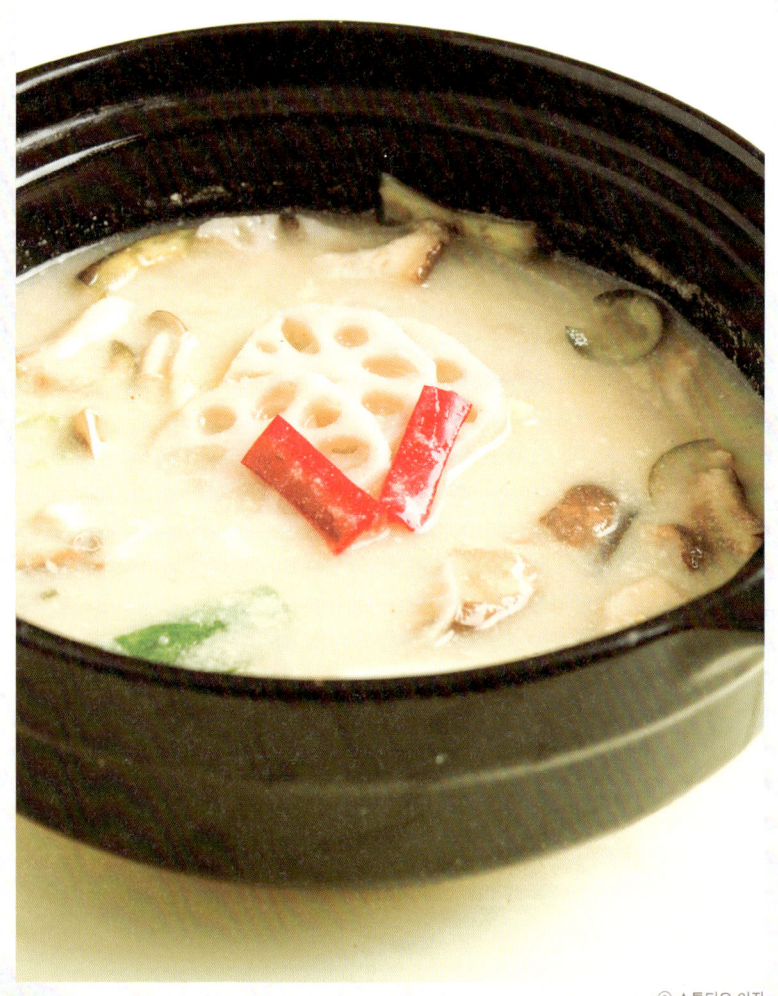

ⓒ 스튜디오 아자

각종 버섯과 연근에 그윽한 들깨향을 함께 즐길 수 있는 연근버섯들깨탕은 밥을 따로 먹지 않아도 그 자체만으로 거뜬한 한 끼 식사다. 들깨기름에 들어 있는 DHA는 뇌의 신경기능을 촉진하는 효과가 있다. DHA는 두뇌 영양소라고 할 만큼 어린이부터 노인에 이르기까지 두뇌의 움직임을 활발히 하는 데 도움이 된다. 또 비타민 E와 비타민 F가 풍부해 피부가 거칠고 주근깨나 기미가 많은 여성에게는 완벽한 미용식품이다. 뿌리채소로는 드물게 비타민 C가 풍부한 연근까지 더하면 두말할 나위가 없다. 연근버섯들깨탕은 별다른 간을 하지 않는 것이 조리의 비법이다. 古家의 오래 묵힌 조선간장으로 색을 내고 천일염으로 간을 해주면 끝. 만드는 방법도 아주 쉬워 입맛이 없을 때마다 종종 저녁상차림에 올리는 음식이다.

재료 및 분량

연근 1개, 불린 표고버섯 2장, 느타리버섯 80g, 팽이버섯 50g,
두부 100g, 들깨가루 2컵, 된장 3큰술, 들기름 1/2큰술, 초간장양념(맛국물 4컵,
조선간장 약간, 소금 약간)

만드는 법

1, 들깨가루 1컵을 미리 물에 개어 준비하고 연근은 깎아 둥글게 썬다.
표고버섯은 얇게 썰고 느타리와 팽이버섯도 준비한다.
2, 달구어진 냄비에 들기름을 두르고 표고, 느타리, 팽이와 연근을 볶는데
타지 않도록 맛국물을 약간씩 부어가면서 볶는다.
3, 연근이 익고 뽀얀 물이 나오면 맛국물을 자작하게 붓고 조선간장으로 색을 내고
소금을 간해 중간 불에서 끓인다.
4, 두부를 적당한 크기로 썰어 국물이 끓어오르면 넣는다.
5, 미리 개어놓은 들깨가루를 넣고 소금으로 마지막 간을 한 후 개어놓지 않은
들깨가루 1컵을 넣어 젓지 않고 한소끔 끓여 마무리한다.

음식 보약, 백야초고 소스를 곁들인 연근떡갈비

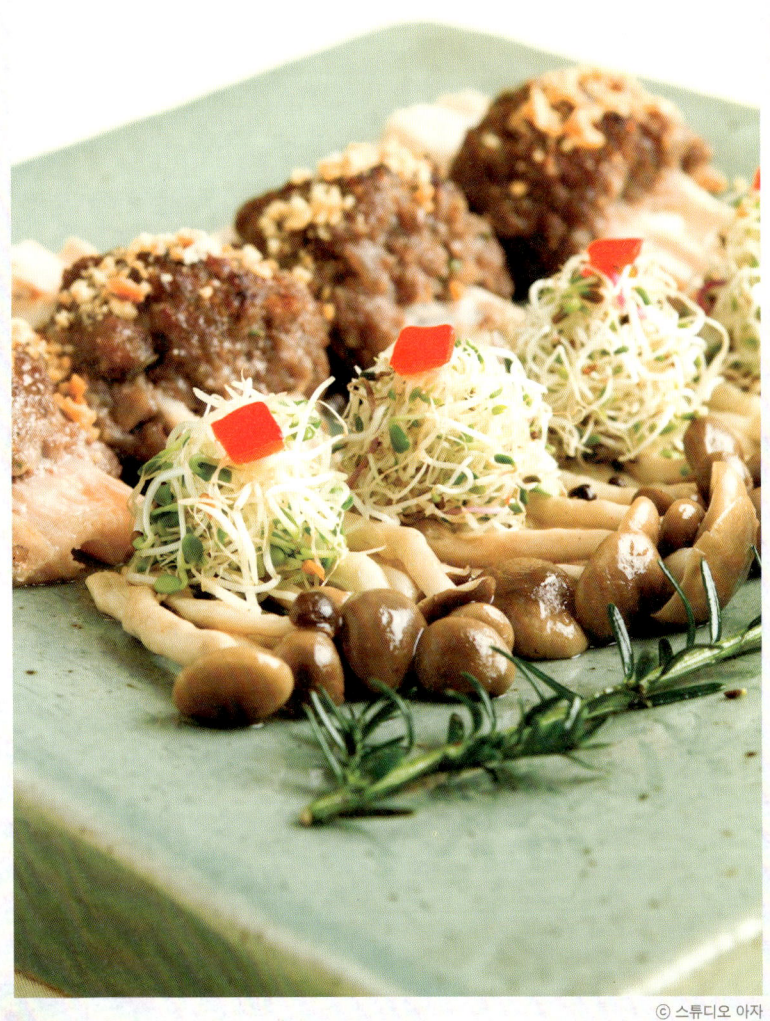

ⓒ 스튜디오 아자

연근떡갈비는 연음식을 연구하던 중 내가 개발한 음식이다. 연은 콜레스테롤을 저하시키는 작용이 있다. 이런 연을 '고기와 함께 음식으로 만들어보면 어떨까?'라는 생각에서 출발한 것이 연근떡갈비다.

연근을 뼈처럼 이용해 고기 반죽을 감싸 남김없이 모두 먹을 수 있다는 장점도 있고, 굽는 동안 연근에 고기향이 자연스럽게 배어 연근을 싫어하는 아이들도 거부감 없이 먹을 수 있다.

연근떡갈비에서 가장 주목해야 할 점은 바로 백야초고 소스! 여섯 시간을 정성껏 달인 백야초고를 이용한 소스로 밥 숟가락으로 한 수저면 그대로 보약이다.

고기를 다져서 만든 연근떡갈비는 고기를 씹기 힘든 노인들이나 아이들에게나 모두 대접할 수 있는 음식이라고 할 수 있다.

재료 및 분량

다진 쇠고기 등심 300g, 다진 돼지고기 100g, 다진 연근 300g, 연근 1개,
다진 마늘 50g, 계란 1개, 양파 1/2쪽, 대파 2쪽, 콩기름 약간
양념장(참기름 1큰술, 간장 1½큰술, 생강청 약간, 매실청 1/2큰술, 조청 약간),
백야초고 소스(탱자청, 매실청, 민들레청을 발효시켜 6시간 졸인
백야초고로 만든 소스)

만드는 법

1, 볼에 준비한 소고기, 돼지고기를 넣고 곱게 다진 연근을 넣는다.
2, 양파와 대파는 다져놓고 양념장을 모두 넣어 골고루 치대어 반죽한다.
마지막으로 계란을 넣고 반죽하여 끈기 있게 치댄다.
3, 연근을 5cm로 잘라 중간에 두고 반죽을 감싸서 떡갈비를 만든다.
4, 그릴이나 팬에 콩기름을 두르고 지져낸 후 백야초고 소스를 위에 뿌린다.

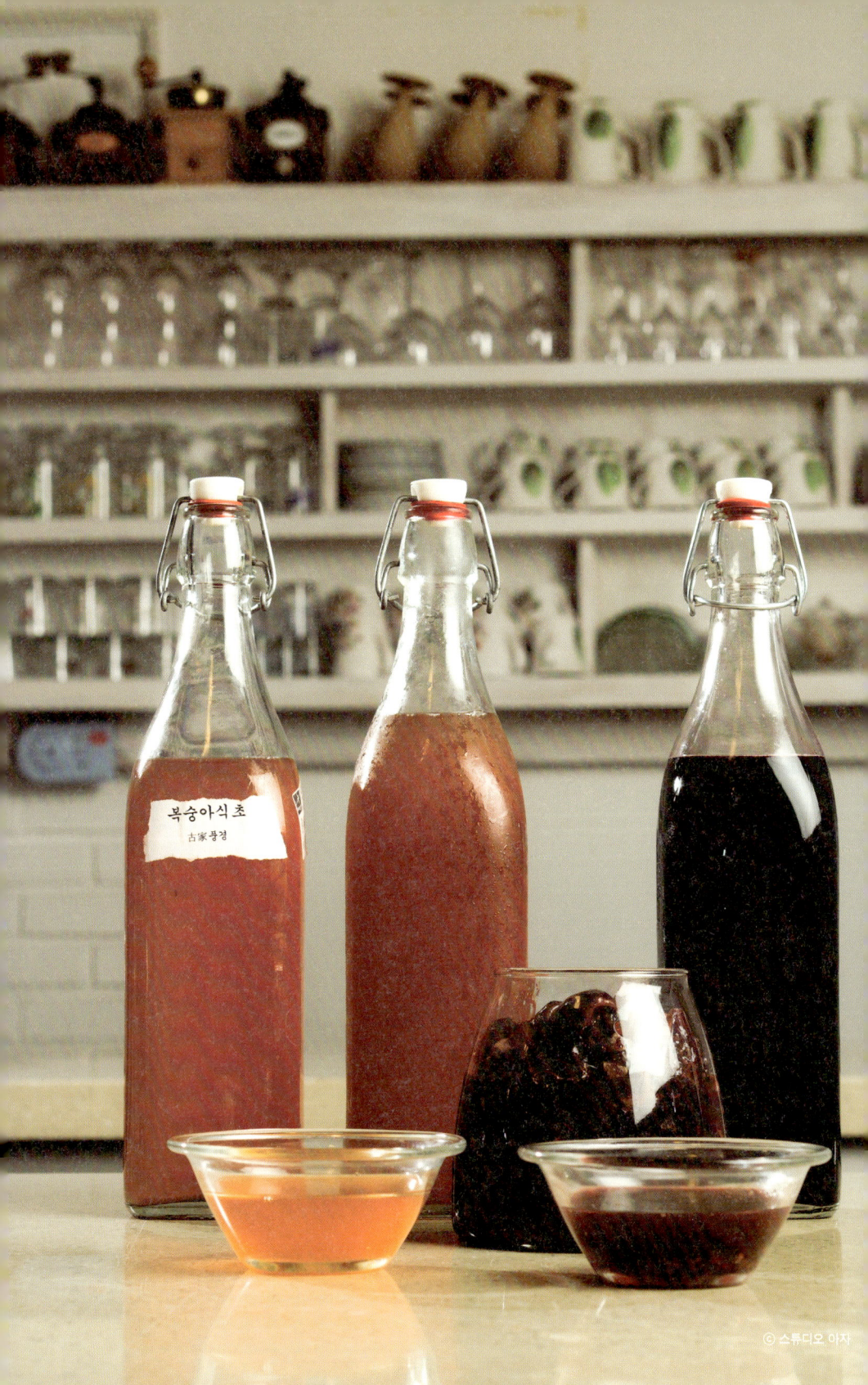

복숭아식초와
백년초청

여름이 깊으면 바야흐로 향기부터 매혹적인
복숭아의 계절이 된다. 솜털이 보송한 복숭아 껍질을
벗기면 뽀얗게 부드러운 속살이 드러난다.
수분이 많은 복숭아는
이가 좋지 않은 노인들이 먹기에도 좋다.
유기산이 들어 있는 복숭아는
알칼리성식품이라 건강에도 좋다.
미인이 되려면 복숭아를
가까이해야 한다. 복숭아 과육은 소화를 돕고,
복숭아씨는 생식기를 다스려
얼굴빛을 좋게 만든다. 백년초는
피를 맑게 하고 피부노화를 방지하는
효능이 있어 복숭아와 백년초를
식초나 청으로 담가두고 꾸준히 먹으면 좋다.

아름다움을 꿈꾸게 하는 복숭아식초

복숭아는 중국이 원산지로 실크로드를 통해 서양으로 전해졌으며, 17세기에는 아메리카 대륙까지 퍼져나갔다. 우리나라에서도 예로부터 재배하였다. 주요 생산지는 영덕·영천·청도·경산·김해·장호원·음성 등지이다.

동양의 선약으로 전해지고 있는 복숭아는 자두와 함께 우리나라의 전통적인 아홉 가지 과일에 속하며 부드러운 단맛을 지녔다. 복숭아 하면 흔히들 미인, 미신, 장수를 떠올리게 된다. 흔히 달밤에 복숭아를 먹으면 미인이 되고 복숭아 잎으로 목욕을 하면 피부를 곱게 해준다고 알려져 있다. 복숭아는 또 귀신을 쫓는다고 하여 제사상에 올리지 않는다. 옛 선조들은 봄철의 따뜻한 양기를 상징하는 복숭아꽃이 음기를 좋아하는 귀신을 물리치는 힘이 있는 것으로 믿었다. 돌날 복숭아 모양을 새긴 돌 반지를 아기의 손가락에 끼워주는 것도 모든 잡귀를 물리치고 무병장수를 바랐기 때문이다. 『동의보감』에는 복숭아꽃에서부터 씨에 이르기까지 그 효능을 설명하고 있는데 복숭아 열매는 도실桃實이라고 하여 성질이 뜨겁고 맛이 시며 얼굴빛을 좋게 한다고 하였다. 약재로 주로 쓰이는 복숭아씨에 대해서는 "도인桃仁은 성질이 평하고 맛이 달며 어혈과 월경이 막힌 것을 치료하고 가슴앓이를 멎게 한다"고 쓰여 있다. 복숭아 털 또한 도모桃毛라고 하여 악귀와 사기를 없애며 붕루(월경 기간이 아닌 때 갑자기 많은 양의 출혈을 하는 병)를 치료한다고 하였으니 버릴 게 하나도 없다.

이렇게 몸에 좋은 복숭아의 주성분은 수분과 당분이며 타타

르산·사과산·시트르산 같은 유기산이 1퍼센트 가량 들어 있고, 비타민 A와 폼산·아세트산·발레르산 같은 에스터와 알코올류·알데하이드류·펙틴 따위도 풍부하다. 또한 알칼리성식품으로서 면역력을 키워주고 식욕을 돋운다. 발육불량과 야맹증에 좋으며 장을 부드럽게 하여 변비를 없애고 어혈을 풀어준다. 껍질은 해독작용을 하고 유기산은 니코틴을 제거하며 독성을 없애주기도 한다. 발암물질인 나이트로소아민의 생성을 억제하는 성분도 들어 있다.

단, 장어와 같이 먹으면 설사를 하고, 자라와 먹으면 가슴통증을 일으키므로 주의해야 한다.

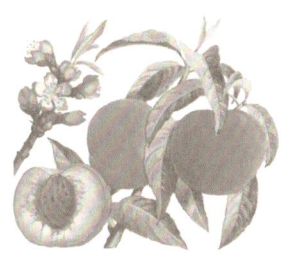

복숭아식초 만들기

재료 및 분량
복숭아 10kg, 설탕 2kg

만드는 법
1, 복숭아는 당도가 높은 과실이므로 과실의 20% 정도 되는 양의 설탕과 버무려 항아리에 담는다.
2, 항아리 입구를 한지나 거즈 천으로 막고 뚜껑을 덮는다.
3, 3개월 정도 후에 걸러 서늘하고 통풍이 잘되는 그늘에서 6개월 이상 2차 발효시킨다.

백년을 사는 선인장 열매, 백년초청

　백년초는 우리가 흔히 손바닥선인장이라 일컫는 제주도에서 자생하는 식물의 열매다. 1976년 제주도 기념물 제35호로 지정되었으며 북제주군 한림읍 해안가를 중심으로 자생되고 있다. 백년초 열매는 특이하게도 그 자체에서 뿌리가 나오고 열매의 윗부분에서는 손바닥선인장이 자라서 꽃이 핀다. 따라서 번식 방법은 열매를 따서 통째로 흙에 심어놓거나 경절을 잘라 말려 땅에 심는 것이다.

　일찍이 백년초의 열매·꽃·줄기·뿌리는 식용, 약용으로 버릴 게 없다. 약용으로도 귀한 몸이지만, 영양으로도 뛰어나 길게 이어지는 장마와 무더위에 더 주목받는 식물이다. 자칫 면역성이 약해지기 쉬운 수험생 그리고 직장인에게 활력을 주는 아미노산·비타민이 많이 들어 있기 때문이다. 오래전부터 한방에서 많이 쓰였는데 특히 세포재생을 도와주며 피를 맑게 하는 강력한 성분이 함유되어 있어 노화방지의 효과가 높다. 육체적, 정신적 일에 종사하는 분들이나, 수능을 앞둔 수험생 등이 복용하면 머리를 맑게 하여 스트레스를 해소시키는 효과가 있다.

　또 인체는 자가면역 작용을 키워 인체에 병균이 침투했을 때 자연치유력이 생긴다. 이 치유력이 약해졌을 때 병을 얻게 된다. 백년초의 성분은 병균과 싸울 수 있는 방위군(임파구)을 증강, 훈련시켜 자연치유력을 갖출 수 있도록 하는 작용을 한다.

　이렇게 다양한 효능이 있는 백년초에는 간이나 혈액에 쌓인 독소를 배출하는 시스틴이라는 성분이 들어 있다. 듬뿍 담긴 섬유질의 점액성물질은 위장 기능을 강화하고 변비를 제거하므로 여성과 수험생에게도 유익하다. 이밖에 식이섬유, 칼슘, 플라보노이드, 무기질 같은 성분이 많다. 또한 열매는 비타민 C가 특히 많다. 100그램에 60밀리그램이나 함유하고 있는데, 이는 매실의 열 배, 방울토마토의 세 배에 이른다. 이로 인해 감기로부터 우리 몸을 보호하는 면역력을 증강시켜주는 효과가 있다. 열매는 농축액, 주스, 잼, 효소 따위로 다양하게 만들어 먹을 수 있다.

  백년초 줄기는 껍질을 벗겨내지 않고 통째로 먹을 수 있다. 줄기에 많은 양질의 식이섬유소는 상추의 여덟 배, 매실의 세 배가 함유되어 있어 한마디로 '식이섬유 덩어리'라고 말할 수 있다. 이 식이섬유소는 영양소가 천천히 흡수되도록 도와주며, 적은 양으로도 포만감을 주기 때문에 변비나 다이어트에 좋다. 이 밖에 칼슘 함량도 멸치의 두 배 이상이 함유되어 있어 '칼슘의 대명사'로 불린다. 이 줄기의 끈적끈적한 점액질은 위벽을 감싸 염증이나 궤양을 물리치는 작용을 하며, 장 속에서는 다른 식물보다 월등히 많은 섬유질로 장내 유해요소를 재빨리 빠져나가게 하는 데 도움을 준다.

백년초청 만들기

재료 및 분량
백년초 10kg, 설탕 10kg

만드는 법
1, 백년초와 설탕을 버무려 항아리에 70%만 차도록 넣는다.
2, 한지나 거즈 천으로 항아리 입구를 막고 뚜껑을 덮어둔다.
3, 3~4일 동안 자주 항아리 속을 저어주어 산소를 공급시킨다.
4, 3개월 후 걸러 서늘하고 통풍이 잘되는 그늘에서
6개월 이상 2차 발효시킨다.

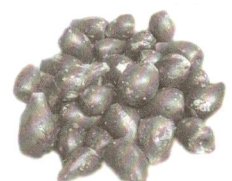

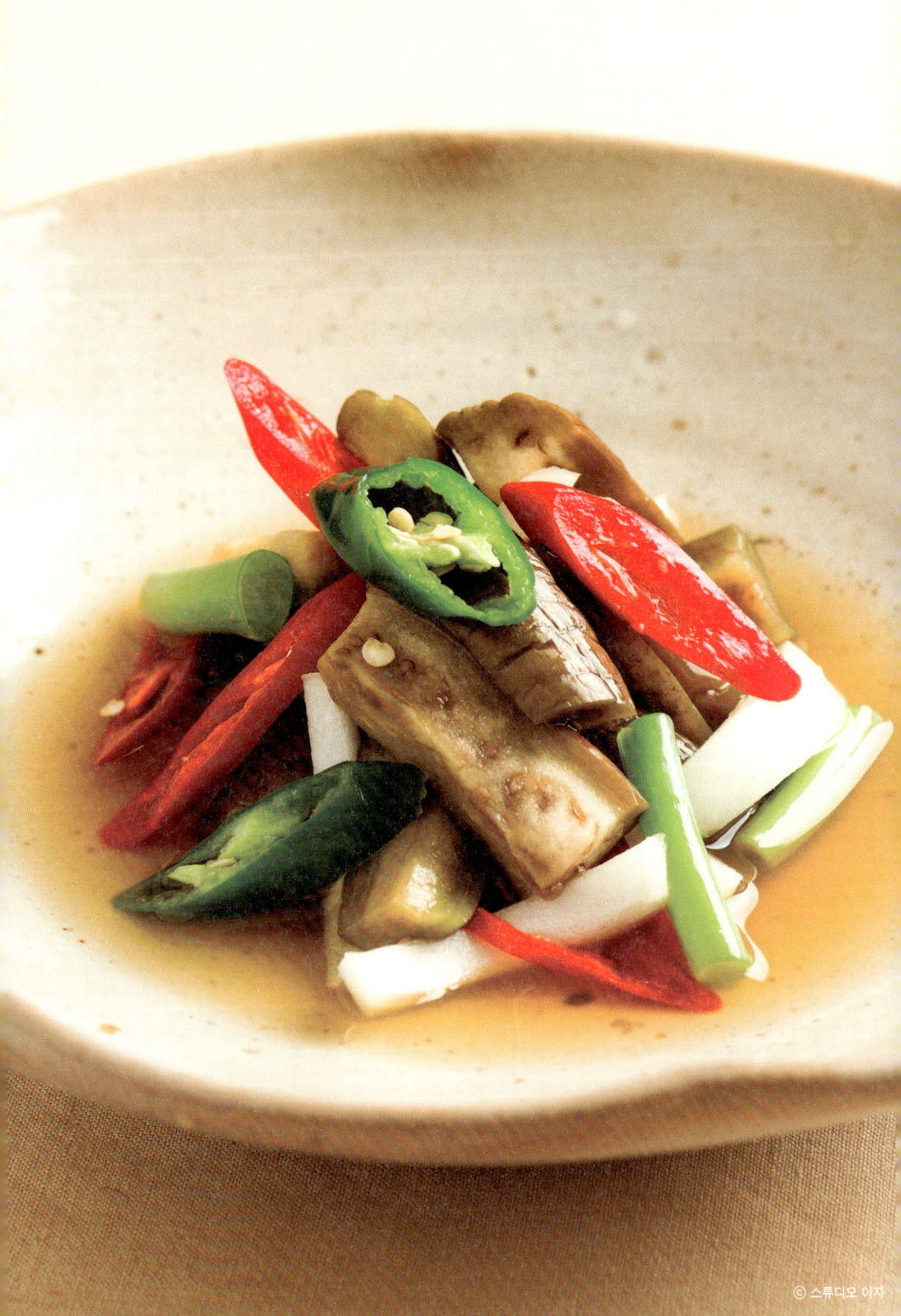

보랏빛 항암식품, 가지장아찌

가지는 5~6세기에 동아시아에 전파되었다. 중국
송나라의 『본초연의本草衍義』에 "신라에 일종의 가지가 나는데,
모양이 달걀과 비슷하고 엷은 자색에 광택이 나며,
꼭지가 길고 맛이 단데 지금 중국에 널리 퍼졌다"라고
기록되어 있는 것으로 보아 우리나라에서는
신라 시대부터 재배되었음을 알 수 있다. 유럽에는
13세기에 전해졌으나 동아시아처럼 식용으로 활발하게
재배되지는 않았다. 가지의 줄기는 검은빛이 도는
짙은 보라색이다. 잎은 어긋나고 달걀 모양이며
길이 15~35센티미터로 잎자루가 있고 끝이 뾰족하다.
꽃은 유월에서 구월에 피는데, 줄기와 가지의 마디
사이에서 꽃대가 나와 여러 송이의 연보라색 꽃이 달리며
꽃받침은 자줏빛이다. 열매는 달걀 모양, 공 모양,
긴 모양으로, 품종에 따라 다양하며 우리나라에서는 주로
긴 모양의 긴가지를 재배한다. 보라색을 띠는 가지는
안토시아닌 색소가 항암효과가 있는 것으로
알려져 있으며, 식이섬유가 풍부하다. 또한 칼로리가 낮고
수분이 94퍼센트나 되어 다이어트식품으로도 각광받고
있다. 절임, 구이, 볶음, 조림으로 이용하기도 하며
튀김으로 요리하면 가지의 스펀지 같은 조직 내로 기름이
흡수되어 칼로리 공급이 원활하게 이루어지게 된다.

가지장아찌 만들기

재료 및 분량
가지 10개, 절임간장(다시마 중간 크기 1장, 디포리 3~4개, 양파, 통마늘, 생강), 마늘식초 1컵, 사과식초 1/2컵, 매실청 1/2컵

만드는 법
1, 가지를 잘 다듬어 썰거나 통으로 준비한다.
2, 가지에 절임간장을 끓여 식혀 붓는다.
3, 마늘식초와 사과식초, 매실청을 넣어 섞는다.
4, 변질을 막기 위해 일주일에 1번씩 총 3번 절임물을 다시 끓인 뒤 식혀서 붓기를 반복한다.

TIP, 가지 고르는 요령
가지를 선택할 때에는 색이 선명하고 윤기가 있는 것이 좋다. 또 구부러지지 않고 모양이 바른 것이 좋다.

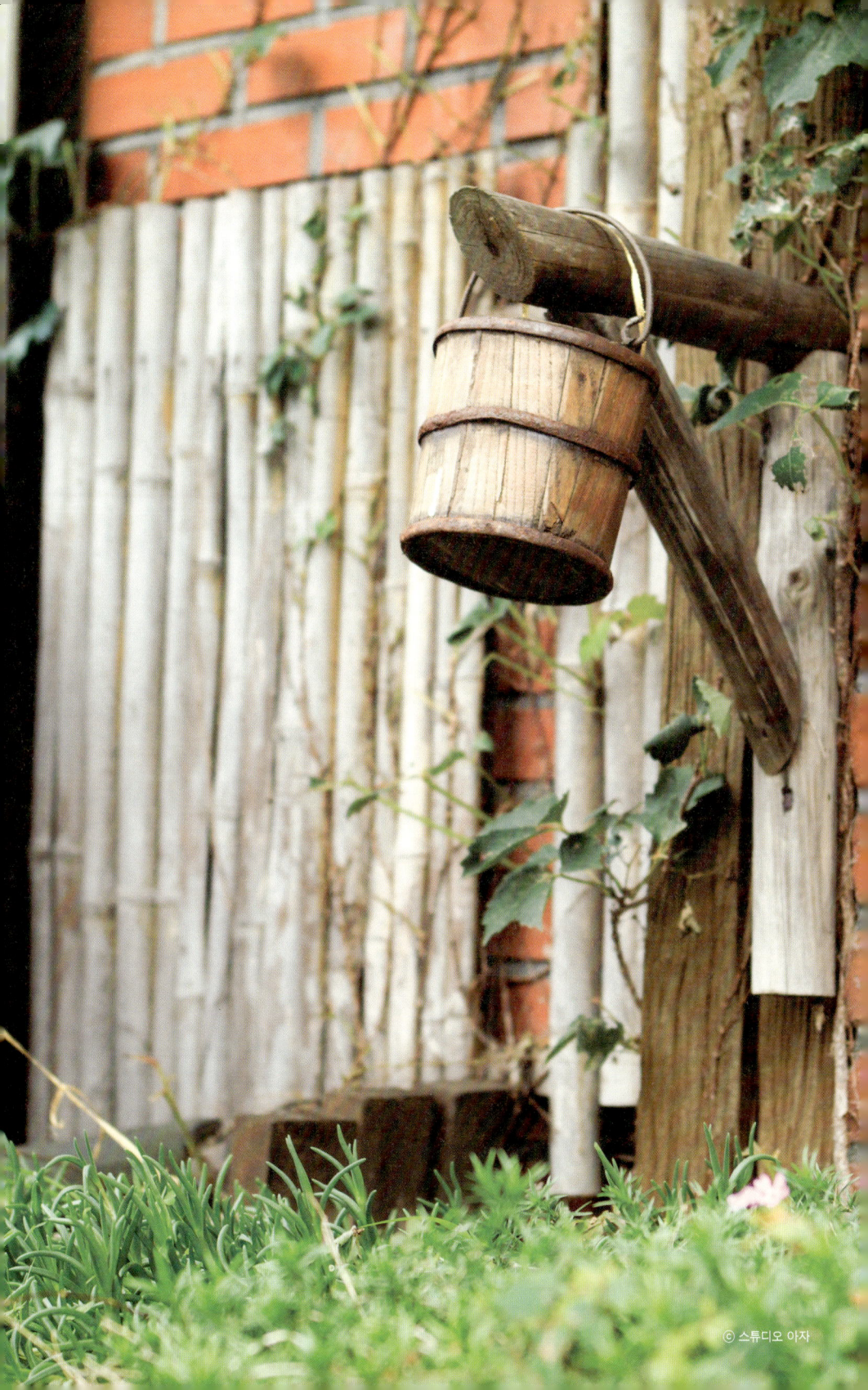

ⓒ 스튜디오 아자

가을에서 겨울,
세월의 깊이가 만들어낸 어울림

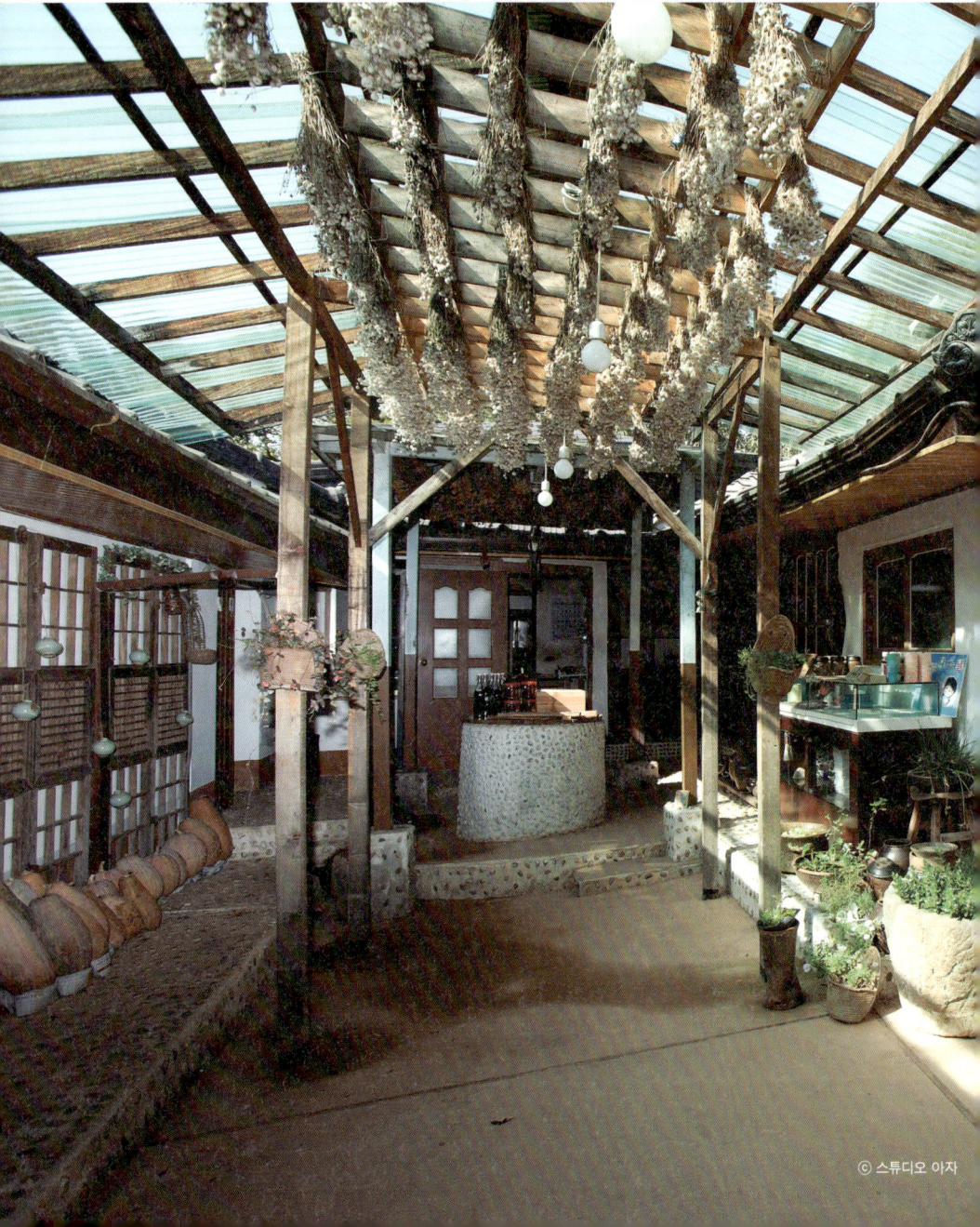

ⓒ 스튜디오 아자

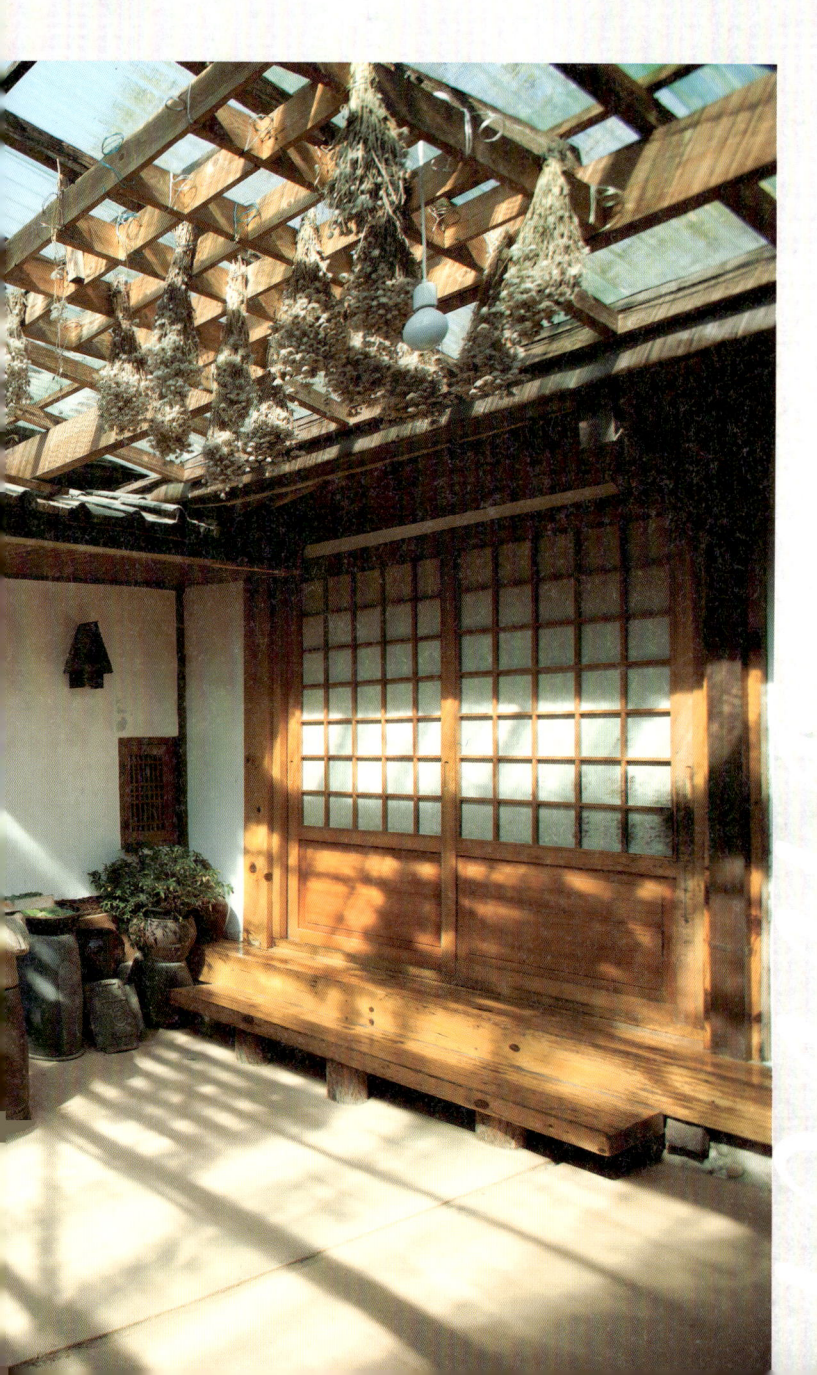

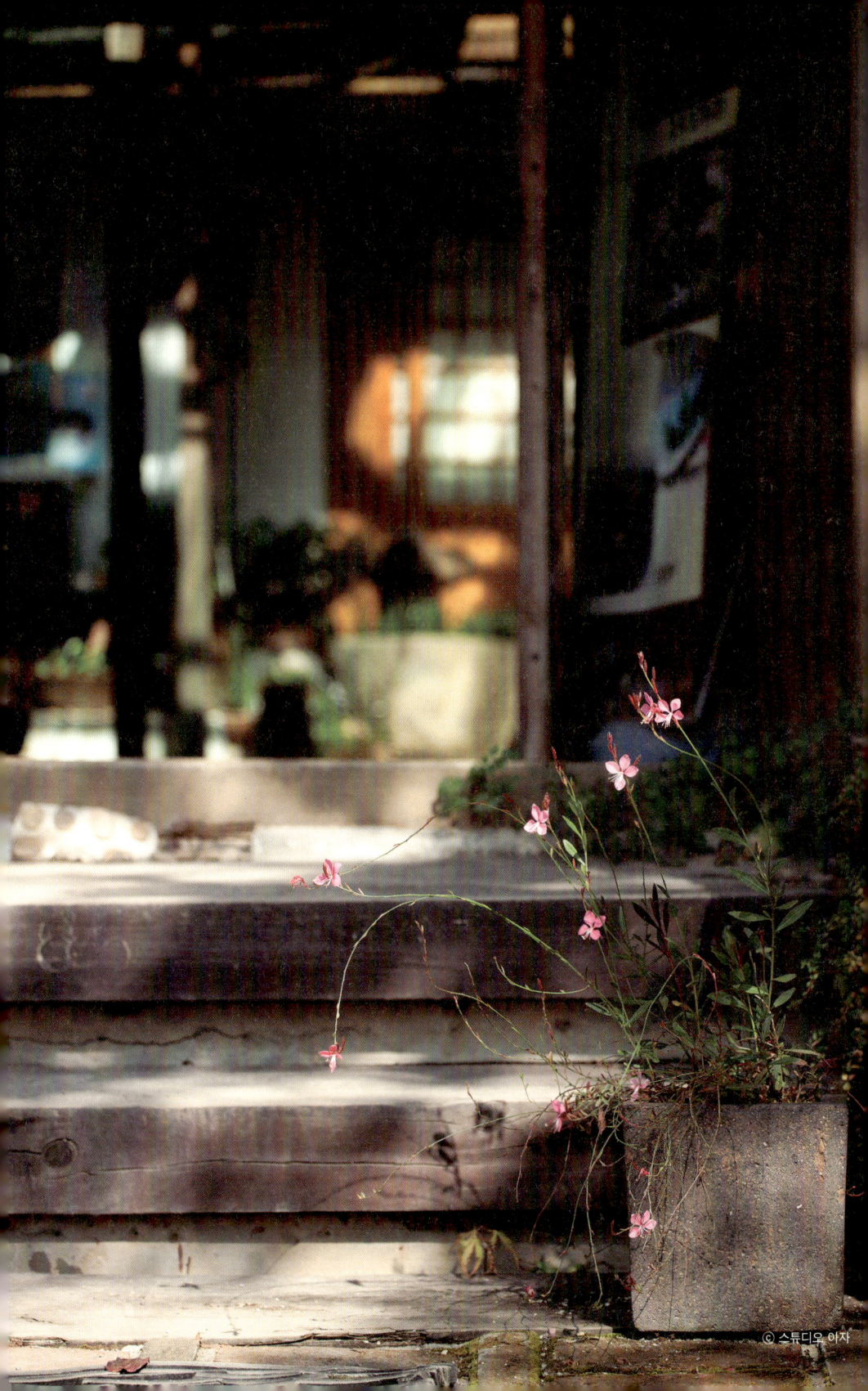

고가, 인연이 머무는 자리

음식은 사람과 사람을 이어주는
훌륭한 매개체다. 우리는 날마다 밥상 앞에서
가족들의 얼굴을 보고 도란도란 이야기를 나누며
젓가락과 숟가락을 부딪친다.
밖에 나가서도 마찬가지다. 학교 선후배나
직장 동료와 상사 혹은 고객들과 식사를 함께하면서
친밀도는 배가 된다. 음식은 사람 사이의
긴장을 풀어주고 이야기를 끄집어내는 힘이 있다.
古家를 운영하면서, 아니 발효음식에
관심을 갖게 된 순간부터 나는 다양한 사람들과
인연을 맺었다. 그 인연들은 내가 발효음식에
관심을 갖지 않았다면 평생
스쳐보지도 못했을 것들이다. 내 또 하나의
자산인 노트에는 수십 장의 명함과 전화번호들이
메모되어 있다. 각 산지의 거래처들이나
단골들의 연락처는 노트 한 권으로도 모자라다.
날마다 그들과 연락을 주고받고 떠올리다 보면
그 노트 한 권만으로도
앞으로의 내 행보가 든든해진다.

가장 먼저, 건강한 음식으로
당신을 보필할 수 있게 해준 나의 남편은 가장 큰
인연이다. 사과 차원의 차 한 잔과
밥 한 끼 약속으로 시작한 인연이 이렇듯
깊은 사랑으로 이어질 줄 꿈에도 몰랐다.
남편은 내게 배천 조씨 종가의 종부로서,
당신의 아내로서, 아이들의 엄마로서,
고가의 주인으로서의 삶을 선물해준 셈이다.
가족은 나의 전부다.
처음 내가 발효음식에 관심을 가졌던 것도
아픈 가족들 때문이었고, 여전히
내게는 돌보아야 할 가족들이 곁에 있다.
내 가족은 평생을 곁에서 모시는
특급 손님이라 생각하고 날마다 정성을 다해
모셔야 맞는 말일 것이다. 아니, 그래도 모자라다.
너무 많은 것을 받은 나로서는
이 인연에 감사하고 또 감사할 따름이다.

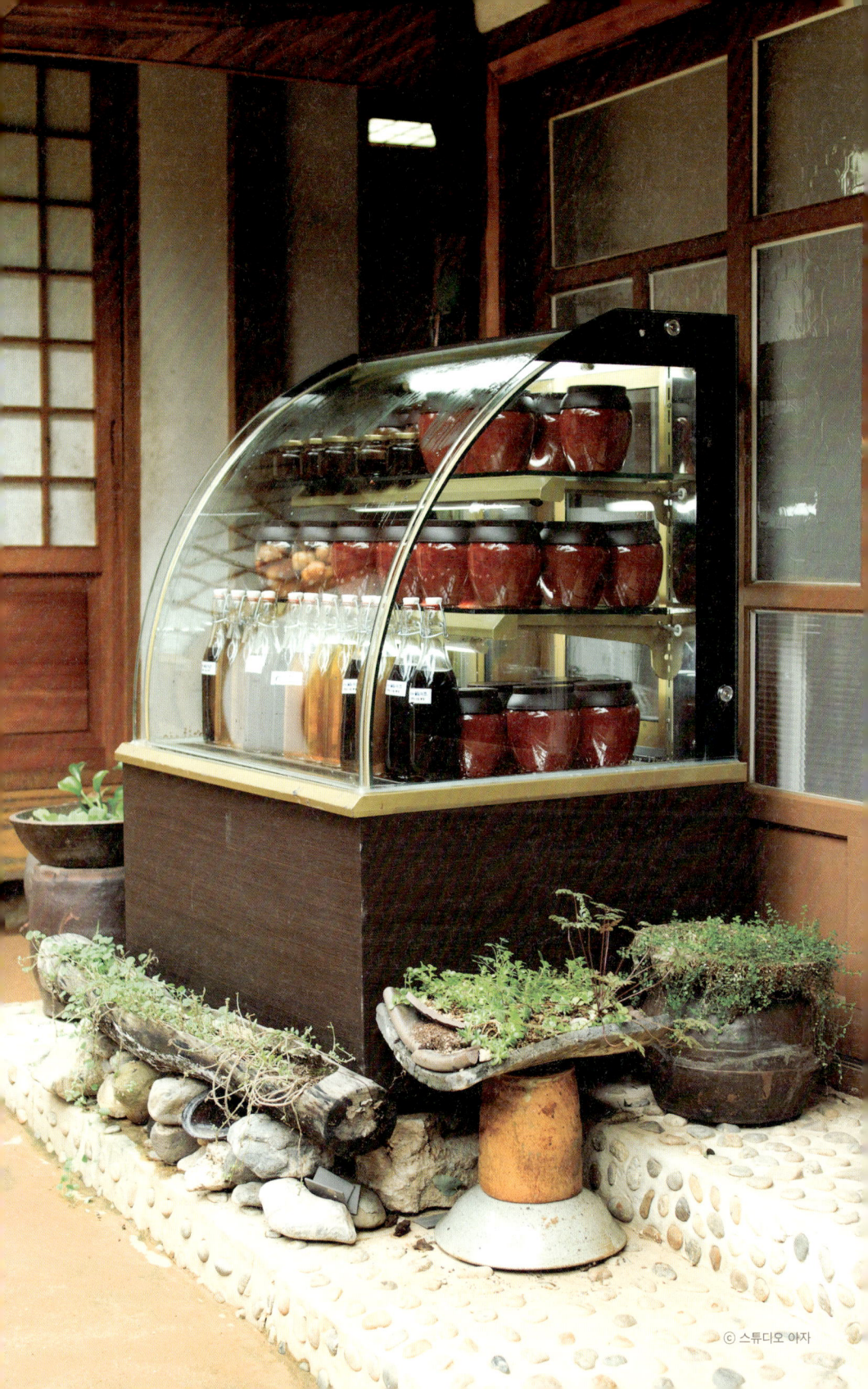

ⓒ 스튜디오 아자

고마운 사람들

古家를 운영하기 전 내게 가장 큰 용기를 주셨던 숙명여자대학교 한국전통요리연구원의 전희정 고문 교수님은 늘 나의 음식을 가장 정확하게 지적하고 평가해주시는 분이었다. 8년의 시간 동안 나는 늘 그분에게 음식을 만들어 가져가 자문을 구했다. 전희정 교수님이 가장 맛있게 드셨던 음식은 내가 개발한 고추씨무청김치였다. 보통 무보다 작은 동치미 무를 보통김치를 담글 때보다 짜게 소금에 절여 사오월에나 먹는 김치로, 나는 순무김치·산초장아찌와 함께 해마다 한 통씩 담가 보내드리고 있다. 지금의 내가 있고 古家가 문을 열 수 있었던 계기가 되어준 분이기에 그 고마움은 이루 말할 수 없다. 다만 그분이 좋아하던 음식들에 변함없는 맛을 담아 그 마음을 표현할 뿐이다. 조리를 배우기 위해서라기보다는 그동안의 연구를 정리하기 위해 이수했던 과정이었지만, 여전히 전희정 교수님 앞에서 나는 한없이 작은 제자일 뿐이다.

앞서 웅어 이야기에서 언급했던 이기영 교수님도 마찬가지다. 한결 같은 응원은 언제나 힘이 된다. 맨 처음 잡아주었던 두 손에서 지금도 따뜻한 격려가 느껴진다. 한강에 지천으로 거슬러 올라온 웅어 떼를 휘파람을 불며 몰고 있는 그분의 모습을 상상해본다. 나도 종내에는 웅어 박물관을 건립하고 싶다는 그분의 꿈을 응원해드리고 싶다.

많은 이들에게 희망을 전한 '무지개 원리'의 저자인 차동엽 신부님은 한결같이 古家의 마니아로 자처한다. 古家의 장과 식초 들을 꾸준히 먹는 까닭에 언제나 광고 아닌 광고를 해주신다. 간이 좋지 않은 신부님을 위해 나는 古家의 담백한 도미찜과 식초를 이용한 냉채 같은 담백하고 단순한 양념의 음식들을 주로 내어드린다. 더 많은 이들에게 더 오래도록 희망을 전할 수 있도록 미미하나마 내가 도움을 드릴 수 있다는 사실에 기쁘다.

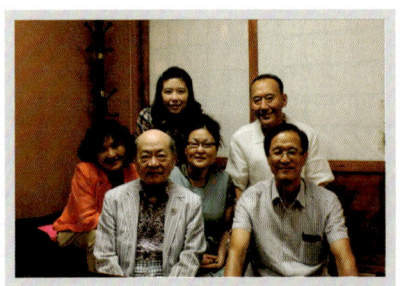

김현숙 제공

고가는 모든 이를 위한 밥상

중요한 모임의 자리마다 古家의 음식을 믿고 찾아주는 분들은 헤아릴 수 없을 정도로 많다. 맛은 속일 수 없기에 한 번 더 찾아주는 손님들의 얼굴을 나는 기억하고 감사한다. 古家를 찾는 그분들의 발걸음이 오래 지속될 수 있도록 맛을 통해 미소와 건강을 책임지리라 다짐한다.

나이를 아무리 많이 먹는다 할지라도 공부하지 않으면 도태된다. 나의 음식 강의에 관심을 갖는 분들과 그분 가족들의 건강을 위해 발효음식에 대한 연구를 게을리하지 않을 것이다.

항상 건강하고 정직한 식자재를 보내주는 지리산의 지인도 이제 나의 제자가 되었다. 그간 시간이 날 때마다 나는 지리산을 찾았다. 올여름 찾은 지리산은 더욱 의미 깊다. 내 또 다른 오랜 꿈인 발효마을이 들어설 것을 생각하니 기쁘기 그지없다. 자연이 있고, 맛이 있고, 인연이 있었기에 가능한 일이었다.

내게 古家는 모든 이를 위한 밥상을 차리는 공간이다. 요란하게 눈요기만 하는 음식이 아닌 마음까지 요기를 할 만한 밥상을 차려드리는 곳. 누구나 맛있게 먹고 건강을 지킬 수 있는 곳이다.

세월이 흐르면 지금 내가 개발한 음식들이 김포의 향토 음식으로 고착되거나 종가의 음식이 또 다른 지역에서 시집 온 내 며느리의 손맛에 재해석될지도 모를 일이다. 하지만 뿌리 깊은 나무는 바람에도 흔들리지 않으니, 古家의 뿌리만 잘 지키고 있으면 그 맛이 세월을 따라 점점 더 깊어질 것은 불 보듯 뻔하다.

사실 세월은 돈으로 환산될 수 없는 것이다. 5년, 10년 된 식초가 돈 주고 사고 싶다 해도, 그 식초가 다 떨어졌으면 별 도리가 없다. 그저 돈은 주머니에 다시 쟁여두고 5년, 10년을 무작정 기다려야 원하는 것을 얻을 수 있다.

　내가 모든 이들에게 대접하고 싶은 밥상이란 그런 것이다. 돈으로 계산할 수 없는 그런 밥상이다.

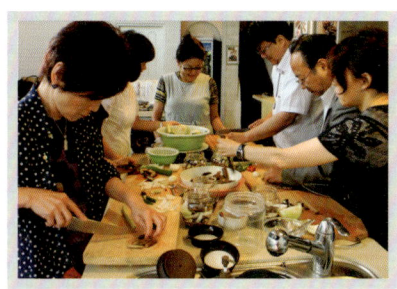

김현숙 제공

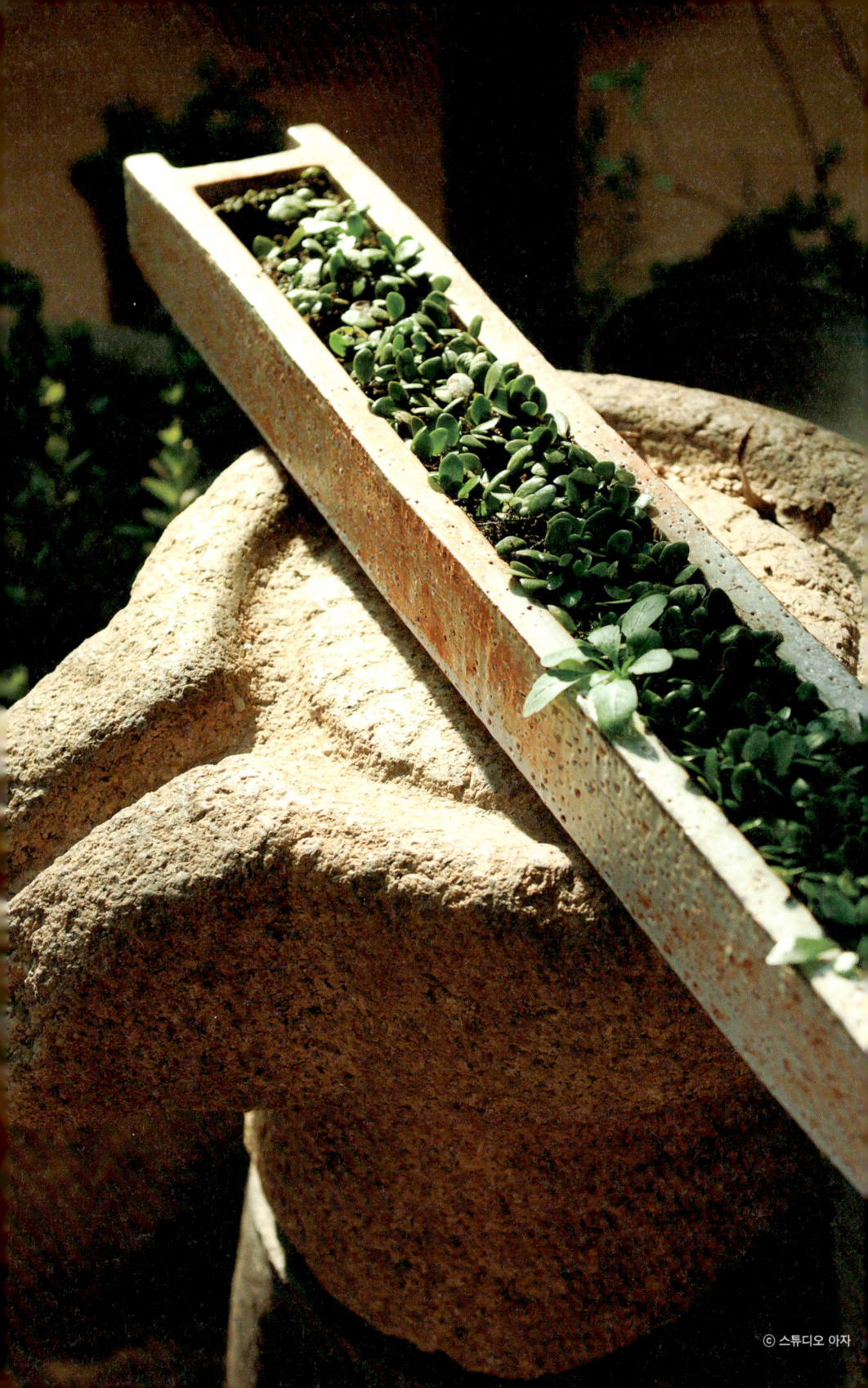

사람살이처럼
깊어지는 발효

우리네 인생은 발효를 닮았다.
절여지고 곰삭는 동안 깊이를 더해간다.
제 몸이 뭉그러지고 잘 섞여야
제빛을 발하기도 한다. 古家를 운영하면서
많은 사람들을 만났고, 앞으로도 많은 분들이
古家를 찾을 것이다. 그분들에게
밥을 지어올리면서 나는 많은 것들을
배우고 얻는다. '고가풍경'의
음식 강의를 통해서도 많은 것들을
깨닫고 배우고 있다. 발효가 내게 인생을
가르치기도 한다. 기다리는 마음, 순응하는 마음,
서로 섞이고 조화되어야 한다는 것이다.
오래 묵을수록 맑고 깊어지는 식초와
청처럼 더 깊고 맑은 향이 나도록
내게도, 내 인연들에도 더
정성을 들여야겠다.

어머니, 내 음식의 어머니

　나이가 들어가니 요즘 따라 돌아가신 친정어머니가 자주 생각이 난다. 친정어머니는 내게 손맛을 물려주고 어깨 너머로 남도음식을 가르쳐준 첫 번째 스승이었다.
　하루에도 몇 번씩 어머니의 심부름으로 장독의 간장을 퍼 날랐던 그 시절, 그 깊은 향기가 시작이 되어 나를 여기까지 이끌었는지 모른다. 아니면, 밀주로 감추어놓았다가 식초가 되었던 막걸리의 진한 술내가 내 호기심을 불러일으켰을지도 모를 일이다. 아니면 그때 어머니는 내 마음 안에 자신이 오래오래 품고 있던 씨간장을 한 바가지 퍼부었는지도 모른다.
　친정어머니의 장독대에 즐비했던 항아리 안에는 늘 수십 가지의 된장과 젓갈이 담겨 있었다. 원래 친정이 전라도였던 친정어머니는 서울에 살면서도 젓갈을 맛깔나게 잘 담그셨다. 그러니 그 젓갈을 넣고 담은 김치, 국, 반찬 들이 맛있지 않을 리 없었다. 전라도음식은 누구나 인정하는, 맛으로 정평이 난 지 오래다. 오죽하면 전라도 출신이라면 무조건 맏며느리감이라고 할 정도로 음식 손맛이 좋다고 하지 않는가.
　어린 시절 어머니가 하던 음식들 중에 기억에 남는 것이 유독 딴 것도 아닌 술이다. 어머니는 술을 참 잘 빚으셨다. 나는 어머니의 술 빚는 손맛은 닮지 못했나 보다. 술 자체에 별로 관심이 없어서도 그러하겠지만, 어머니의 맛있는 막걸리식초의 맛을 그대로 재현해낼 수 없다는 것은 굉장히 애석한 일이다.
　어머니는 생전에도 물론이지만 돌아가신 후에도 나의 인생에 참 많은 영향을 끼쳤다. 살아 생전 당신이 가르쳐주지 못한 것이라 할지라도 그 답이 막막할 때 대안을 제시했던 것은 어머니의 지인이었다. 처음 식초를 만들며 실패를 거듭할 때에도 가장 많은 도움을 받은 이는 어머니의 고향인 전라도에 살던 이웃이었다. 마치 어머니가 보내준 해결사라도 된다는 듯이 나타난 그분의 도움으로 나는 곰팡이 슬거나 삐들삐들 말라 버리게 된 솔잎식초를 마침내 성공할 수 있었다.

우리 어머니, 하늘에서도 내게 음식 가르칠 생각만 하고 계신지 여전히 그녀의 씨간장을 내 인생에 들이붓는 듯하다.

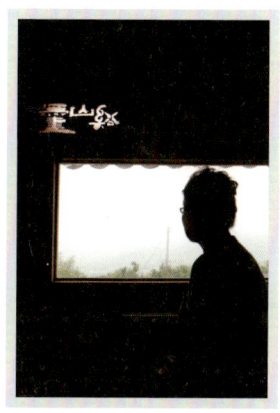

ⓒ 이대건

나를 발효시키는 힘

　나도 우리 어머니가 그랬듯이 누군가의 마음에 씨간장이 될 수 있을까. 씨간장으로서 역할을 다할 수 있을 만큼 그렇게 잘 곰삭은 사람이던가.
　한때는 종부로서의 삶을 살고자 했던 내가 음식점을 운영한다는 것이 처음부터 잘못된 방향으로 가는 선택이 아니었을까 고민하기도 했다. 하지만 내가 선택한 것은 종부로서의 삶이 먼저가 아니라 남편의 아내로서의 삶이며 시댁의 며느리로서의 삶이었다. 종부에 얽매이지 않고 그저 김현숙, 나 자신으로 삶을 살면 그만인 것이다. 그런 내게는 종부로서의 삶 또한 삶의 일부분이니 받아들여야 옳다는 결론에 이르렀다. 그렇게 생각하자 마음이 편해졌고 내 일상에 아주 만족하게 되었다. 종가음식을 정성껏 만들어 더 많은 손님들에게 대접하는 것도 종부로서의 또 다른 사명 아니겠는가?
　항상 그랬다. 돈 욕심보다는 음식 욕심이 늘 앞섰다. 어떻게 하면 더 맛있는 음식을 만들까 매일매일 궁리했다. 그러다 보니 음식 하나하나마다 마음을 다하게 되었다. 마음이 스민 음식은 맛있지 않을 수가 없다. 결국 음식 맛을 좌우하는 것은 손맛도 손맛이지만 만드는 이의 마음이다.
　손님들도 안다. 정성껏 만든 음식과 정성 없이 서둘러 만든 음식은 아무리 잘 꾸며놓아도 한 번의 젓가락질이면 금방 알아차린다. 이런 것을 보면 역시 맛이란 혀끝에서 느껴지는 것이 아닌 마음에서 느껴지는 것인가 싶다.
　마음으로 맛보는 음식, 내 마지막 바람은 이러한 음식들을 모아놓은 음식 박물관을 여는 것이다. 우리 음식의 우수성은 발효음식과 절임음식에 있다고 생각하는데, 그것들이 점점 잊혀져간다고 생각하니 안타깝기 그지없다. 또한 그 바람을 이루는 것이 지금껏 내가 만든 음식을 맛있게 먹어준 모든 이들에게 보답하는 길인 것 같다.

나는 지금도, 앞으로도 음식으로 맺은 모든 인연들에 대한 고마움을 잊지 않을 것이다. 그리고 그 고마움을 곰삭은 맛과 마음으로 보답할 것이다.

1년, 2년, 3년……, 숙성을 거듭할수록 맑고 깊어지는 청과 식초는 사람살이와 닮아 있다. 내 손맛이 깊어질수록 인연의 깊이도 깊어짐을 느끼기에 발효음식에서 마음을 뗄 수가 없다.

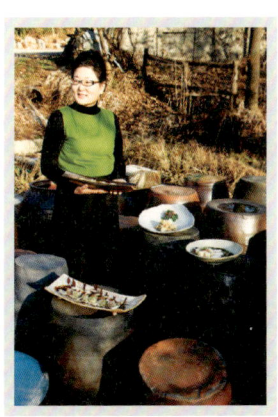

김현숙 제공

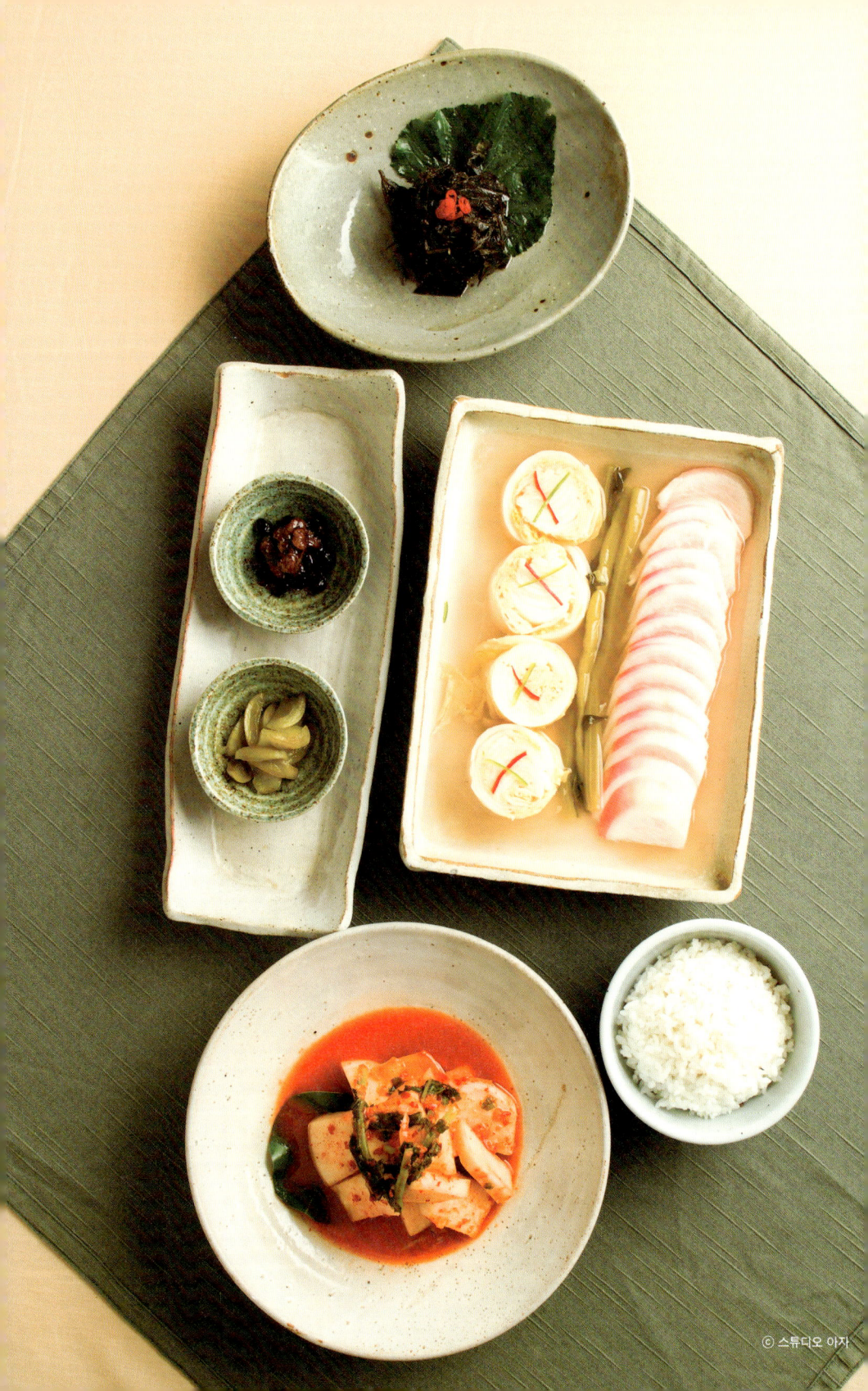

순무김치와 김포
쌀밥으로 차린 기본밥상

古家가 위치한 김포의 특산물을 꼽자면
가장 대표적인 것이 바로 쌀이다.
예부터 김포는 우리나라 최초의 벼 재배지로
비옥한 옥토와 한강 하류의 지리적 여건 등
최상의 환경을 갖고 있다고 한다.
쌀은 우리가 먹는 주식인데, 그 쌀로 유명한 지역으로
내가 시집오게 된 것은 행운이다.
배천 조씨가는 대대로 천석꾼 집안이다.
늘 논일에 들일로 바쁜 일꾼들이
집을 들락거렸다. 가을이면 여지없이 추수가 시작되고
몇 섬이나 되는지 세지도 못할 정도로 쌀섬이 들어찼다.
'저걸 다 언제 먹나.'
입이 딱 벌어졌지만 살림이 그만큼 컸던 덕에
얼마 지나지 않아 나는 그런 걱정을
할 필요도 없다는 것을 알게 됐다. 한국 사람이라면
누구나 그렇겠지만 햅쌀로 잘 지은 밥은
다른 반찬 필요 없이 김치 하나면 뚝딱이다.
김이 모락모락 나는 갓 지은 밥을
한 그릇 떠놓으면, 시어머니가 썩썩 버무려주던
순무김치가 절로 생각이 난다.
순무는 김포와 강화의 특산품인데,

소금에 절일 필요도 없이 뭉텅뭉텅 썰어 양념장을 넣고
버무려주기만 하면 김포 쌀과 환상의 짝꿍이 된다.
순무는 무보다 단단하고 수분이 적으며
달고 매운맛이 강하다. 이러한 순무를 소금에 절이면
질겨지기 때문에 그 자체의 연한 육질을
즐길 수 없다. 또 김포 사람들은 이 순무김치를
빨갛게 석박지로 만들어 곰탕에 깍두기 국물을 넣듯
탕국에 순무김치 국물을 넣어 먹는다.
그래서 국물이 자작자작 있어야 하기 때문에
따로 소금에 절이지 않는 것이다.
나는 시어머니가 해주는 순무김치를 참 좋아했다.
겨자향처럼 특유의 알싸한 향기가 있는데,
코를 찡하게 하면서도 자꾸 빠져들게 하는 매력이 있다.
한방에서는 순무를 오장을 이롭게 하고
몸을 가볍게 하며 기를 살려주는 채소로 친다.
또 뿌리에 소화효소가 풍부해 위가 약한 사람이나
자주 속이 쓰린 사람에게 좋다고 한다.
나도 늘 바쁜 일상 덕에 속이 안 좋기 일쑤였는데,
그때마다 쌀밥에 순무김치 하나면
언제 그랬냐는 듯 속이 잠잠해지고 탈이 없었다.
또 일반인에게는 잘 알려지지 않았으나
순무씨를 이용해 기름을 짜기도 한다. 이 기름을
하루에 한 숟가락씩 먹으면 눈이 밝아지며
눈빛이 영롱해진다고 하니 순무는 알면 알수록
몸에 좋은 식재료다.

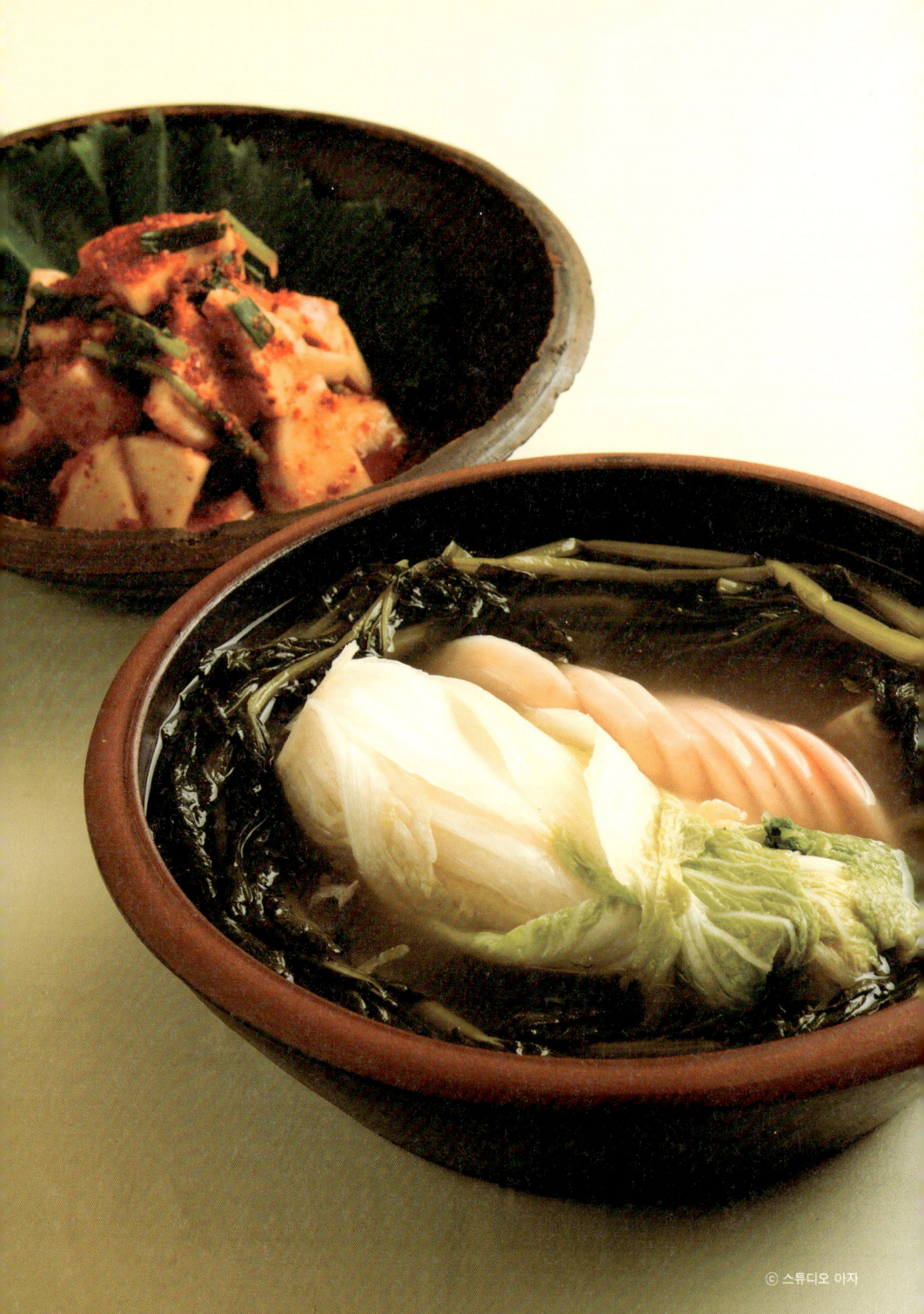

흰쌀밥과 영양밥

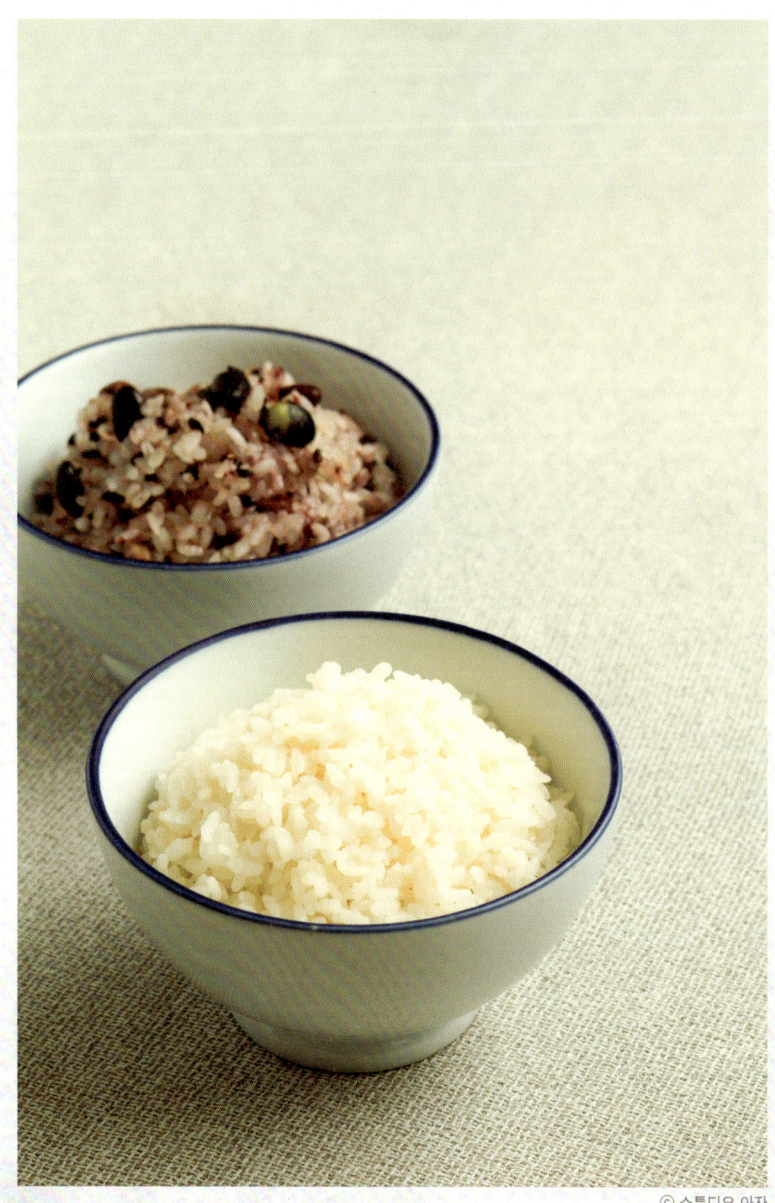

ⓒ 스튜디오 아자

메수수도 3년 심으면 차수수가 된다는 김포는 예부터 땅이 기름져 백성들이 살기 좋은 곳으로 이름나 있다. 김포시 통진읍에서 5,000년 전 탄화미가 출토된 것으로 미루어 김포 땅에서 얼마나 오래전부터 벼농사를 지어왔는지 알 수 있다. 김포 쌀은 윤기가 있고, 맑고 깨끗하다. 막 지어 윤기가 좌르르 흐르는 쌀밥은 보기만 해도 한 숟가락 크게 떠서 입에 넣고 싶어진다. 김이 솔솔 나는 뜨거운 밥에 잘 익은 순무김치를 한 조각 얹어 먹으면 언제 먹었는지도 모르게 밥 한 그릇이 뚝딱이다.

영양밥 맛있게 짓는 법

그러나 흰쌀밥은 먹기에는 좋지만 필수영양소가 부족하거나 편중되어 있어 건강에는 해롭다. 따라서 현미를 비롯한 주곡과 잡곡들을 다섯 가지 이상 섞어서 영양에 균형을 맞춘 밥을 지어먹어야 한다.

이러한 영양밥의 맛을 좋게 하기 위해서는 각각의 재료들을 충분히 불려 밥을 했을 때 서로 따로 놀지 않게 해야 한다. 익는 속도가 저마다 다르므로 한꺼번에 섞어 안치는 영양밥의 경우 어느 재료 한 가지만 설익을 수 있다. 또한 뜸을 충분히 들이는 것도 요령이다. 불 조절을 세 번 이상 하면서 물을 충분히 잡아 밥이 고슬하지 않게 지어야 먹기 좋아진다.

밥을 지을 때 죽염을 약간만 넣으면 밥맛도 좋아지고 소화에도 도움이 된다.

절이지 않고 즐기는 순무백김치

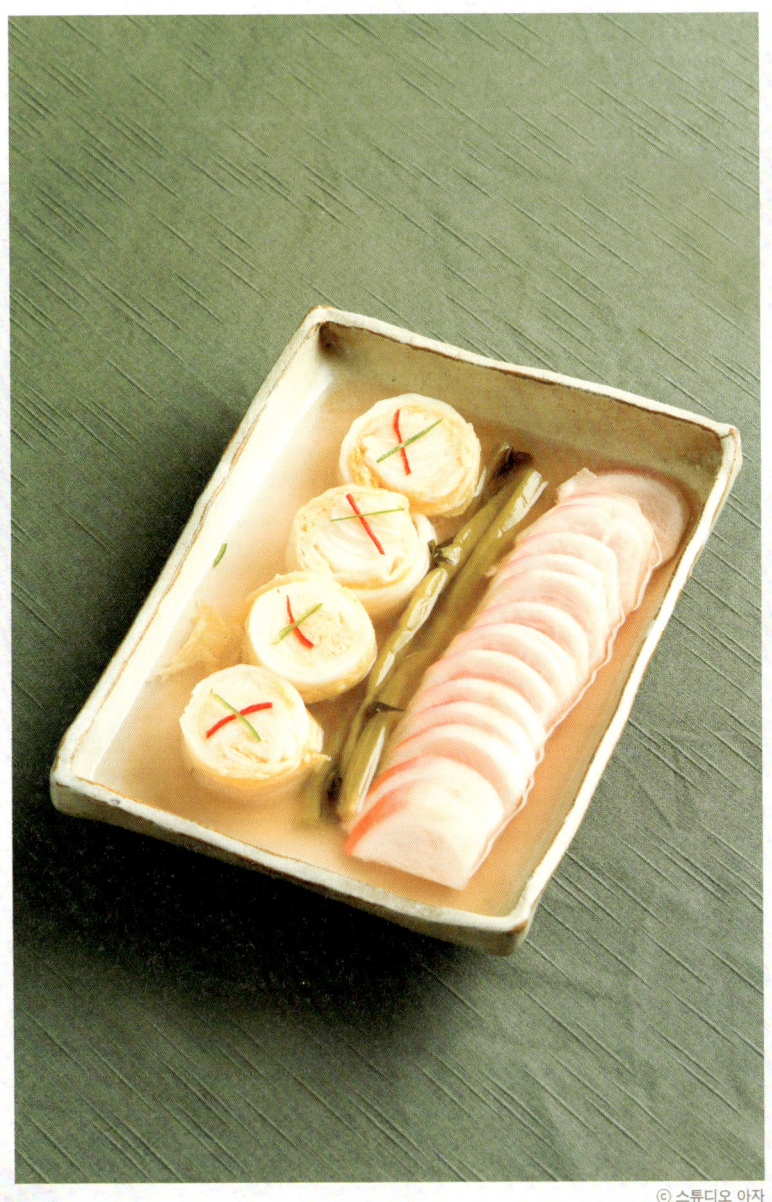

ⓒ 스튜디오 아자

순무백김치는 순무동치미라고 생각하면 그 맛을 짐작하기 쉬울 것이다. 하지만 무를 이용한 동치미보다 만드는 방법이 훨씬 쉽다. 무를 따로 삭히는 과정이 없어도 시원한 국물 맛을 즐길 수 있는 것! 실온에서 이삼일 정도 놓아두면 새콤달콤 아삭아삭한 순무백김치를 맛볼 수 있다.

순무백김치의 백미는 바로 국물이다. 삼베 보자기에 양념으로 사용되는 재료들을 넣어 국물 맛이 깔끔하고, 순무를 절이지 않고 바로 써서 코끝을 찡하게 하는 알싸한 향이 그대로 전해진다.

재료 및 분량

순무 1kg, 순무 잎 300g, 생강 2쪽, 통마늘 100g, 배 1개, 사과 1개, 파 뿌리 100g, 양파 1~2개, 청각 50g, 새우젓 국물 1큰술, 소금, 설탕 1큰술, 찹쌀풀 약간

만드는 법

1, 순무 잎을 소금에 절였다가 씻어 준비한다.
2, 항아리에 순무와 순무잎을 번갈아가며 차곡차곡 넣는다.
3, 믹서에 사과와 배를 갈아 즙을 체로 걸러 국물을 항아리에 붓는다.
4, 2에 소금, 설탕, 새우젓 국물, 찹쌀풀을 넣고 간을 맞춘다.
5, 삼베 보자기 안에 통마늘, 편으로 썬 생강, 파뿌리, 양파, 청각을 넣고 항아리에 넣는다.
6, 실온에서 2~3일 발효시킨다.

TIP, 순무를 연하게 즐기는 비결

순무의 잎은 절여서 사용하지만 순무는 절대 절이지 말아야 한다. 그래야만 순무를 질기지 않고 연하게 맛볼 수 있다.

백야초청으로 발효시킨 깔끔한 맛,
고추씨순무청김치

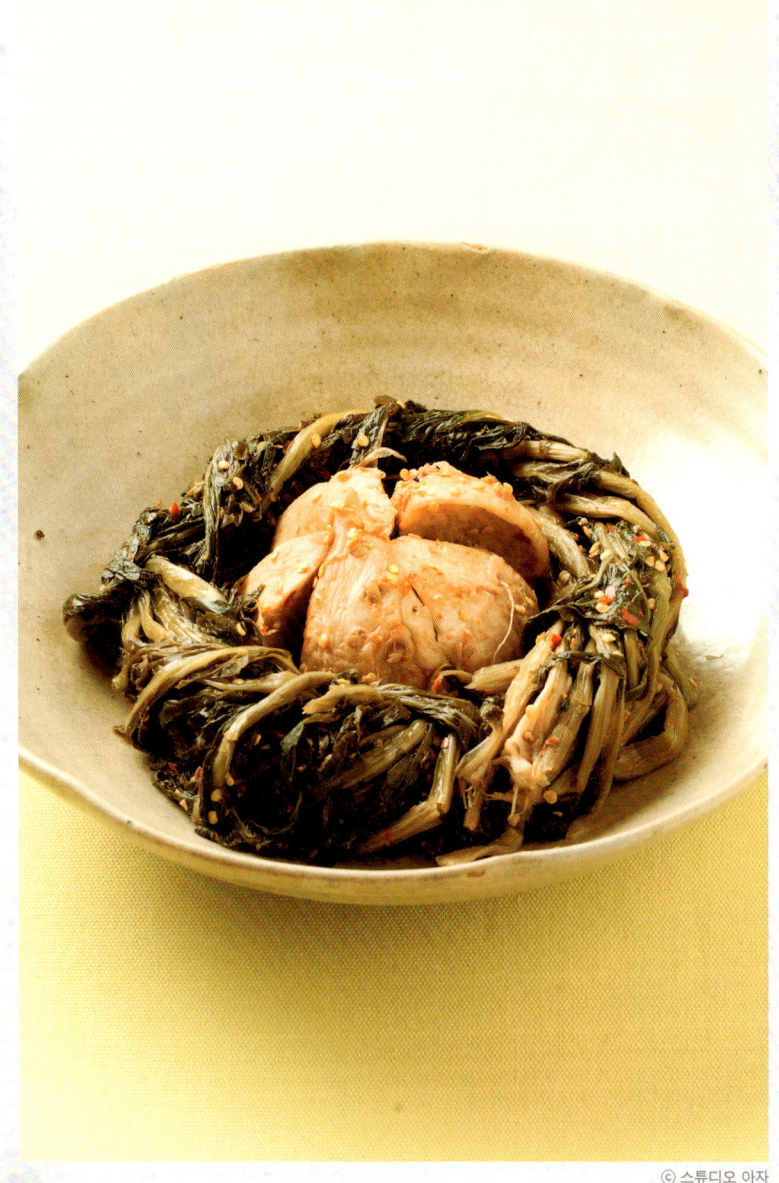

ⓒ 스튜디오 아자

허준의 『동의보감』에서는 순무에 대해 "봄에는 새싹을 먹고, 여름에는 잎을 먹으며, 가을에는 줄기를 먹는데, 오장에 이롭다"라고 했다. 이처럼 순무는 새싹부터 잎까지 활용법이 다양한데, 대부분 주부들이 생각하는 순무김치는 순무의 뿌리 부분을 이용해 만드는 것이다. 하지만 순무의 뿌리를 자르고 남은 무청을 이용해 김치를 담가 이른 봄에 먹으면 입맛을 돋우는 색다른 김치가 된다.

고추씨순무청김치는 고추씨가 들어가 그 맛이 더욱 깔끔하다. 또 백야초청을 넣어 양념장을 만들기 때문에 더 빨리 발효가 된다. 쪽파와 함께 씹히는 맛이 갓김치와는 또 다른 알싸함을 준다. 순무는 뿌리 부분은 물론 잎에서도 알싸한 겨자향이 나기 때문이다.

일반인들에게는 익숙한 식재료가 아니지만 예부터 순무청을 말려두었다가 떡을 해먹기도 했다.

재료 및 분량

순무청 10kg, 쪽파 1단, 마늘 10통, 생강 4쪽, 고춧가루 3컵
양념장(찹쌀죽[찹쌀가루 2컵, 고구마 녹말 50g, 콩물 1컵, 맛국물 1컵], 백야초청 1큰술, 멸치젓 1½컵, 황석어젓 1컵, 고추씨 3컵)

만드는 법

1. 절인 순무청을 쪽파와 함께 깨끗이 씻어 채반에 건져 물기를 빼놓는다.
2. 순무청에 준비된 양념장을 넣고 버무린다.

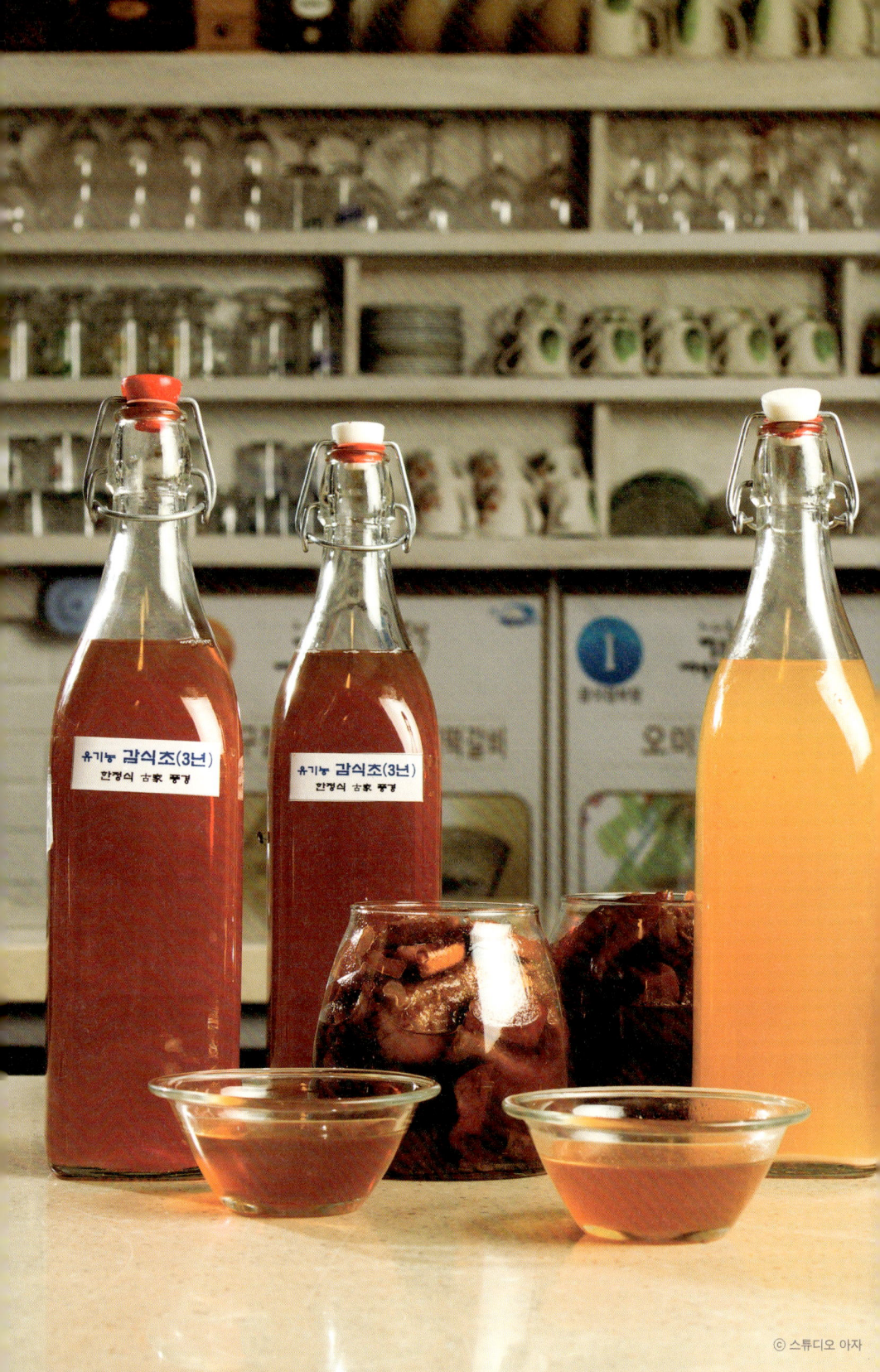

감식초와 모과청

쌀쌀한 가을바람이 불어올 때면 항상
생각나는 과일이 있다. 가지 끝에서 빨갛게 익어가는
달콤한 홍시와 그 자체로는 먹지 못해
과일이라 부르기도 뭣하다는 생각이 들지만,
향기만큼은 지상 최고인 모과!
더구나 모과는 따뜻한 성질을 가지고 있어
겨울에 먹으면 몸을 보할 수 있다.
노랗게 익은 모과를 古家에 들여다 놓으면
온 집 안에 방향제라도 뿌려놓은 듯
그 향이 은은하게 퍼져온다. 손님방에 덩그러니 놓인
모과 바구니에 기다리는 마음까지
여유로워진다. 이렇게 향기 좋은 모과는
제철에 수확해 식초나 청으로 담가놓으면
고기 음식의 잡내를 잡는 데 그만이다.
또 독특한 향기 덕분에 드레싱으로도 활용할 수 있다.
하지만 식재료 자체에 강한 향이 있다면
각각의 식재료가 가진 독특한 향기를 잃을 수
있어 삼가야 한다.

피로회복을 돕는 감식초

감나무는 낙엽 교목으로 키는 10미터 정도까지 자란다. 맛이 달고 떫으며 차가운 성질을 갖고 있는 감은 초여름에 담황색 꽃이 피고 열매는 가을에 담황색, 또는 붉은빛으로 여물어 식용이나 약용에 두루 쓰인다. 감은 동양 특유의 과일로 한국, 중국, 일본이 원산지다. 우리나라의 감나무 재배 역사는 고려 명종 때 고욤(감과 비슷한데 과실이 작다)에 대한 기록이 있는 것으로 보아 고려 때부터 시작된 것으로 보인다. 감 품종은 190여 종으로 밝혀져 있고, 주로 남쪽지방에서 재배된다.

감은 민간약(담방약)으로 예부터 쓰여왔다. 곶감은 저장하기도 좋고 맛도 좋을 뿐만 아니라 기침, 딸꾹질, 숙취, 각혈이나 하혈 같은 데에 효험이 있었기 때문이다.

오래된 곶감을 보면 껍질에 하얀 가루가 묻어 있는데, 이것은 밀가루나 흰 곰팡이가 아니다. 감이 말라 물기가 빠져나가 단맛이 농축되어 포화 상태가 되면서 하얀 결정체로 나타나는 것으로, 과당이나 포도당의 결정체다. 중국에서는 이것을 '시상(감서리)'이라고 하며 붓으로 털어내어 고급 음식의 감미제로 사용하기도 하고 인체 안에서 정액을 늘리고 담을 없애준다고 하여 민간 약재로도 이용한다. 감을 말린 곶감의 성분은 감 100그램당 당분이 14그램, 비타민 C는 사과의 여덟 내지 열 배라고 한다. 또한 비타민 A도 풍부하게 함유하고 있어 감히 종합 비타민제라고 해도 과언이 아니다.

비타민 C를 비롯해 감을 먹을 때 떫은맛이 나는 것은 '타닌'이라는 성분이 들어 있기 때문이다. 설사가 심할 때 곶감을 먹으면 설사를 멎게 하는 것도 이 '타닌' 때문으로, 모세혈관을 튼튼하게 해주는 역할을 한다.

그리고 칼슘을 포함한 카로틴 성분도 포함되어 있어 이뇨에 좋다. 포도당과 고당 같은 당질은 숙취를 풀어주는 역할을 하고, 몸속에 생성된 담을 없애주며 창통을 다스리고 폐열을 낮추어준다. 그래서 감은 옛날부터 숙취의 특효약으로 중시되어 왔다.

또 감꼭지나 곶감꼭지를 달여 먹으면 체한 데 잘 듣는다고 한다. 감잎에는 비타민이 많아 고혈압 환자가 차茶로 달여 마시면 좋다. 또 숙취를 깨게 하는 데도 한몫을 했다. 자반 고기의 짠맛을 뺄 때도 감잎을 함께 물에 담가 이용하기도 했다. 뿐만 아니라 땡감을 환부에 바르면 타박상, 화상, 동상, 치질, 벌에 쏘였을 때 효과를 발휘한다.

과학적으로 밝혀진 바에 따르면 감이 혈압을 강화시키는 데 효과가 있고, 감잎에는 많은 비타민 C가 함유되어 있다고 한다. 이러한 감잎은 차로도 음용할 수 있다. 단, 감의 타닌이 지방질과 작용하여 변을 굳게 할 수 있으므로 과용은 하지 않도록 한다.

감식초 만들기

재료 및 분량
대봉감 10kg, 설탕 2kg, 누룩 1kg(또는 생막걸리 윗물), 소금 약간

만드는 법
1, 대봉감을 행주로 깨끗이 닦아 준비한다.
2, 감, 설탕, 누룩, 소금을 잘 버무려 항아리에 담아 6개월 정도 1차 발효시킨다.
3, 1차 발효 후 걸러서 1년 이상 2차 발효한다.

TIP, 맛있는 식초 담는 법
1차 발효 때 감식초 원액을 종균으로 첨가하면 발효가 더 잘된다.

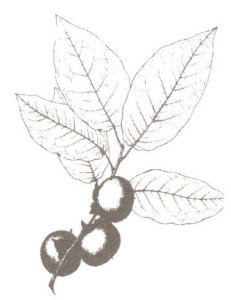

타닌이 풍부한 천연 방향제, 모과청

예부터 "어물전 망신은 꼴뚜기가 시키고 과일전 망신은 모과가 시킨다"는 말이 전해질 만큼 못생긴 과일 모과. 하지만 생김새와는 달리 그 향과 영양이 풍부하고 건강에 이로운 과일이다.

모과는 장미과에 속하는 낙엽 교목으로 키가 10미터까지 자란다. 수피는 밋밋하고 적갈색으로 윤기가 있으며, 수피가 떨어져 나간 곳은 초록빛이 도는 갈색으로 얼룩진다. 잎은 어긋나며 가장자리에 뾰족한 톱니가 있다. 뾰족하게 생긴 턱잎은 일찍 떨어진다. 연한 붉은색의 꽃이 오월에 한 송이씩 핀다. 열매인 모과는 구월에 노랗게 익는데, 둥그런 공 또는 길쭉한 고구마처럼 생겼다. 지름이 8~15센티미터 정도이며, 매우 단단하다.

모과 열매는 향기가 뛰어나지만 맛은 시고 떫으며 껍질이 단단해 날로 먹기는 어렵다. 표면에 정유 성분이 있어 끈끈한데, 이것이 향과 효과를 더해준다. 알칼리성식품으로서 당분(과당)·칼슘·칼륨·철분·비타민 C를 함유하고 있고, 타닌 성분이 있어 떫은맛이 나며 사과산·시트르산 같은 유기산이 들어 있어 신맛이 난다.

모과의 효능으로는 첫째로 소화효소 분비를 촉진해 소화기능을 좋게 한다는 것이다. 때문에 속이 울렁거릴 때나 설사할 때 먹으면 속이 편안해진다. 또한 신진대사를 원활하게 만들어 숙취를 풀어주고, 가래를 없애주어 한방에서는 감기나 기관지

염·폐렴에 약으로 쓴다. 임신 시 입덧을 할 때에도 입덧의 원인인 위장장애를 완화시키는 데 도움을 주므로 효과적이다.

　이렇게 일반적으로 알려진 모과의 효능 외에도 모과에는 혈액을 생성시키는 조혈작용이 있어 빈혈로 인한 근육경련, 만성 류머티즘 관절통에도 효과가 있다. 뿐만 아니라 뼈와 혈액의 성분인 칼슘과 철분, 칼륨까지 풍부해 힘줄과 뼈를 튼튼하게 해준다. 단, 모과를 너무 많이 복용하면 소변의 양이 줄어들게 되므로 주의해야 한다.

　모과를 고를 때에는 강하고 딱딱하여 신맛과 떫은맛이 강한, 설익거나 과육이 물러진 것은 피하는 것이 좋다. 이렇게 고른 모과는 신문지에 싸서 냉장고 채소 칸에 두면 이 개월 정도 보관할 수 있다. 오래 보관할 때에는 껍질을 벗기고 씨를 제거한 뒤 속을 얇게 썰어 채반에 넌다. 볕에 말린 후 밀폐용기에 담아 냉동 보관한 뒤 차로 이용하거나 음식의 향을 돋우는 재료로 사용하면 된다.

　모과는 겉껍질이 단단하여 칼질하기가 어려우므로 행주로 잘 닦은 후 소금물로 살짝 씻어서 자르면 쉽게 잘라진다.

모과청 만들기

재료 및 분량
모과 10kg, 설탕 10kg

만드는 법
1, 잘게 썰거나 몇 등분을 낸 모과와 설탕을 버무려 항아리에 70%만 차도록 넣는다.
2, 한지나 거즈 천으로 항아리 입구를 막고 뚜껑을 덮어둔다.
3, 3~4일 동안 자주 항아리 속을 저어주어 산소를 공급시킨다.
4, 6개월 후 걸러 서늘하고 통풍이 잘되는 그늘에서 6개월 이상 2차 발효시킨다.

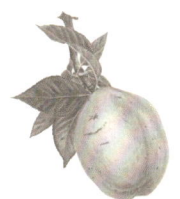

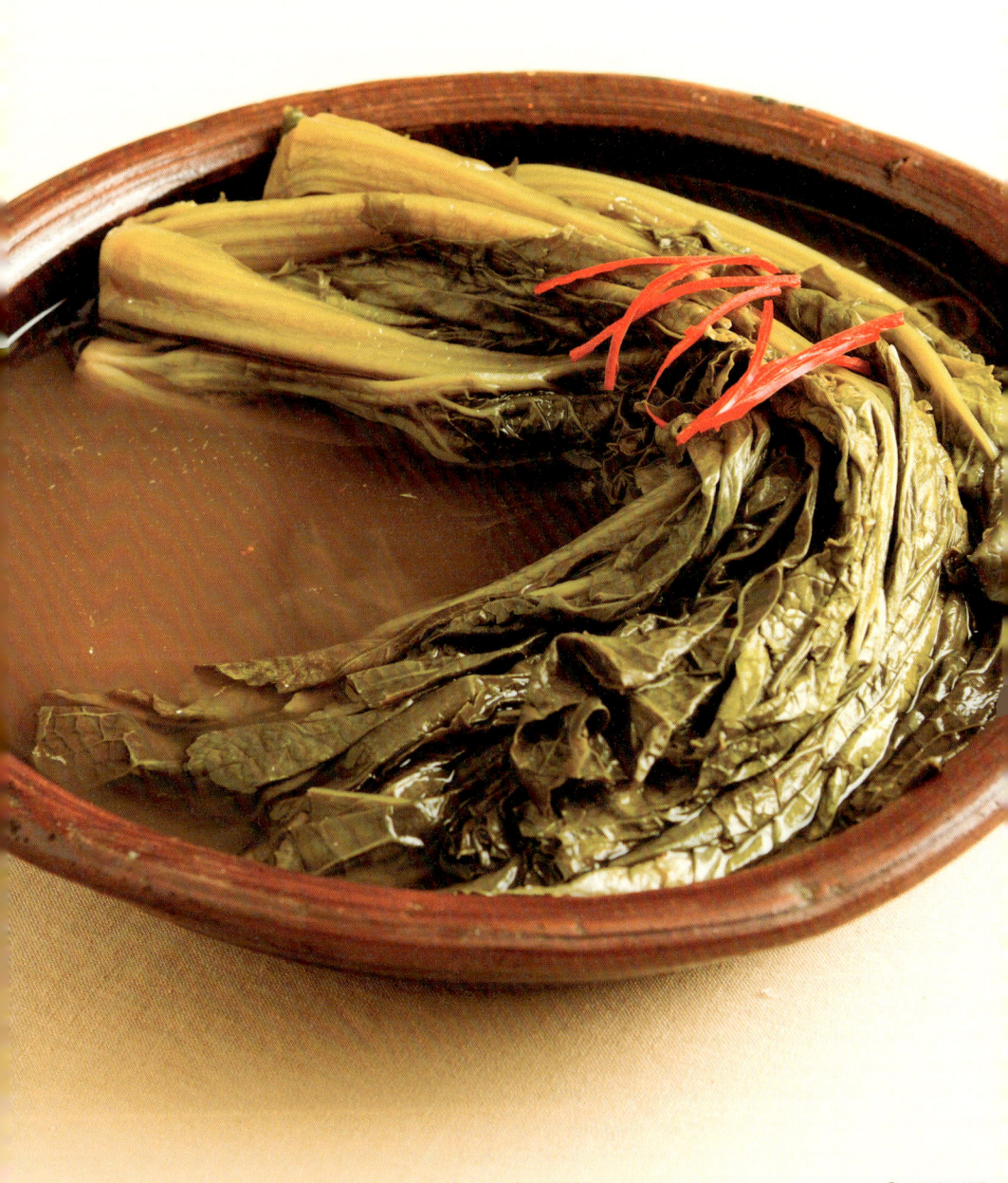

엽산이 풍부한
갓장아찌

우리가 먹고 있는 갓은 식물분류학상
종과 변종이 많은데 중국명은 '개체'라 하고 영어로는
'머스타드'이다. 우리나라에서는
갓 또는 겨자라고 부르는데 갓은 주로 김치용이며
씨앗은 매운맛이 강하며 작고 황갈색으로
향기로운 맛이 있어서 양념과 약재로 쓰인다.
중국에서는 2,000년 전부터 재배 역사를
가지고 있으며 우리나라에서는
재배 역사가 분명치 않으나 중국과 일본의
전파 내력으로 봐서 오랜 옛날에 도입이 되어
품종분화가 이루어진 것으로
추정이 되고 있다. 우리나라의 갓은 거의가
가을에 재배를 해서 김치용으로 쓰고 있으나,
여수지방의 돌산 갓은 연중 재배를 하여
김치용으로 그 인기가 대단하다.
갓의 잎과 씨앗에 함유되어 있는 매운맛의 주성분은
'시니구린'이며 건조 상태에서는
쓴맛이 있을 뿐이고 매운맛은 나타나지 않지만
수분이 있으면 특유의 강한 매운맛을 나타낸다.
갓은 잎과 줄기에 매운맛이 강해서
거의가 김치용으로 쓰이며 일부는 초봄에

겉절이로 해먹거나 된장에 찍어 먹기도 한다. 티베트나 네팔에서는 그늘에 말려 저장을 하였다가 먹기도 하고 인도에서는 삶아 먹기도 하고 겨울철 동물사료로도 많이 이용되고 있다. 갓은 엽산을 풍부하게 함유하고 있는데 엽산은 아미노산과 헥산의 합성을 하는 영양소로 DNA 생산과 세포 분열, 성장에 필수적인 영양소이다. 그래서 갓은 빈혈, 체중감소, 소화기 장애, 성장부진에 효과가 뛰어나다. 『본초강목』에서는 갓을 "가슴을 이롭게 하고 식욕을 돋우다"라고 표현하고 있고, 『동의보감』에는 "구규 즉 사람의 몸에 있는 아홉 구멍을 통하게 한다"라고 쓰여 있다. 갓 씨앗 또한 매운맛이 있으면서도 독특한 향이 있어 양념인 겨자로 쓰이며 겨자는 거담·건위 효과가 있다.

갓은 굴과 찰떡궁합인 식품이다. 갓의 풍부한 비타민 C는 굴의 철분을 흡수하는 데 도움을 준다. 또한 열량과 지방이 적을 뿐 아니라 엽산이 풍부해 다이어트 시 적당량을 섭취하면 도움이 된다.

갓장아찌 만들기

재료 및 분량

갓 2단, 절임간장(다시마 중간 크기 1장, 디포리 3~4마리, 양파 2개, 통마늘 200g, 생강청 1/4컵, 간장 2컵, 물 5컵), 마늘식초 1컵, 사과식초 1/2컵, 매실청 1/2컵

만드는 법

1, 갓을 잘 씻고 다듬어 자르지 않은 채로 준비한다.
2, 끓는 물에 소금을 넣고 갓을 살짝 데친다.
3, 데쳐놓은 갓에 절임간장을 끓여 식힌 후 붓는다.
4, 3에 마늘식초, 사과식초, 매실청을 넣어 섞는다.
5, 변질을 막기 위해 일주일 간격으로 3번 절임간장을 끓여 식혀서 붓기를 반복한다.

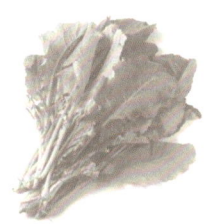

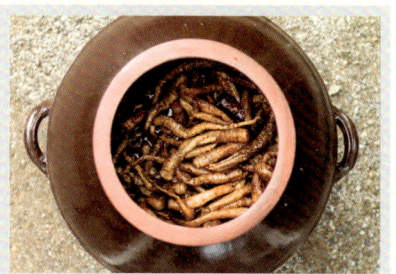
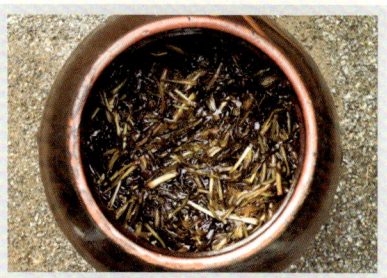
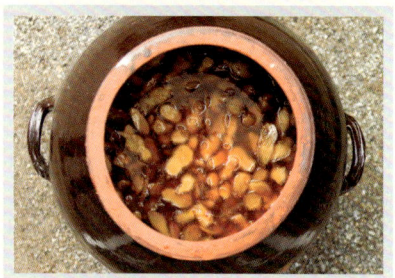
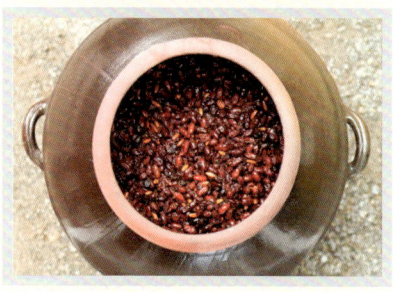

ⓒ 스튜디오 아자

생활 속 발효

열두 달 발효 달력

산이나 들이나 사시사철 볕은 내리쬐고
바람이 불어온다. 바람이 지나간 자리에서 나무는
부산을 떨며 꽃을 피우고 열매를 맺는다.
풀섶에서도 민들레며 질경이가 눈에 띈다.
겨울이면 땅 밑에서 겨울나기를
준비하는 뿌리 식물들이 쌕쌕
숨을 몰아쉬는 소리가 언 땅 틈으로
들린다. 그렇게 열두 달 내리
산야에서 살던 우리네 것을 제철마다
채취해 옹기에 옮겨 담으면 그 계절을
고스란히 두고두고 맛볼 수 있다. 아니, 맛은 덤.
제철 산야초를 발효시켜 만든 청과 식초, 장아찌는
평소 건강을 지키는 데에 부족함이 없다.
열두 달 월별로 나누어
제철 산야초 식초와 청, 장아찌의
효능에 대해 알아보자.

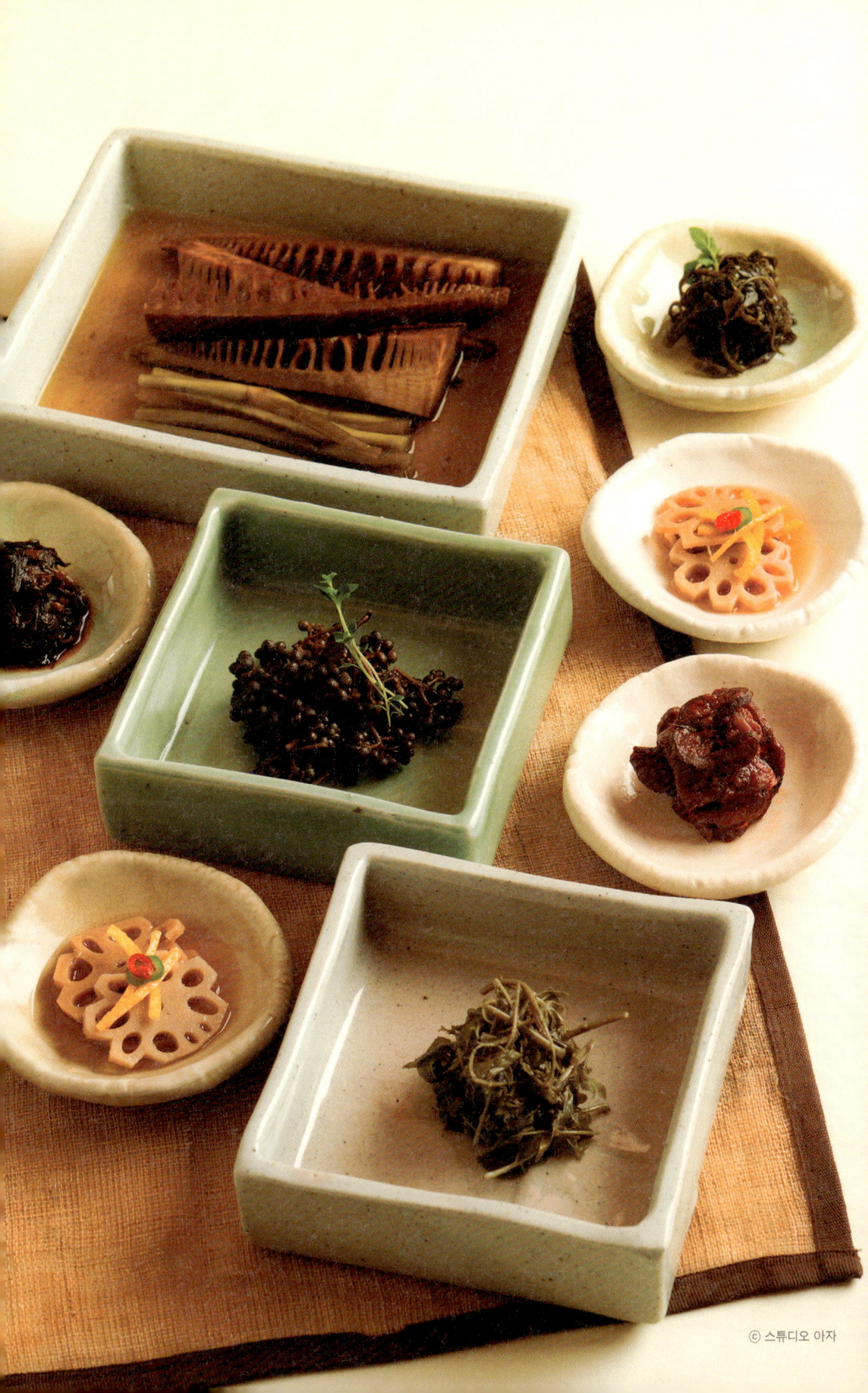

ⓒ 스튜디오 아자

01 January

마늘식초

혈압을 낮추고 콜레스테롤을 감소시켜주는
등 세계 십 대 건강식품으로 꼽힐 만큼
효능이 뛰어나다. 특히 마늘의 알리신 성분은
체내에서 박테리아의 성장을 억제하고
곰팡이와 효모를 파괴시킨다.

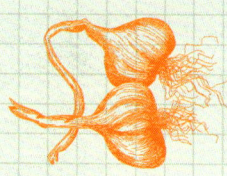

함초청

함초의 '함'은 짠맛을 의미한다. 바닷가에서 자라
소금을 흡수하면서 자랐기 때문이다.
식이섬유가 풍부해 숙변을 제거하고 비만증을
치료하는 데 탁월하다.

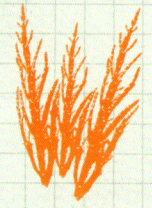

더덕장아찌

더덕은 인삼과 마찬가지로 사포닌을 다량
함유하고 있다. 사포닌은 혈액순환과
정력증강에 효과가 있는 것으로 유명하며
가래 해소에도 좋다.

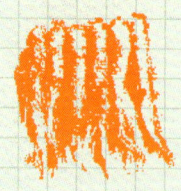

02 February

솔잎식초

솔잎의 각종 페놀화합물, 키닌, 털핀,
비타민 C와 비타민 A, 철분 같은 성분은
혈액 안 콜레스테롤 수치를 낮춰준다.
또한 글리코기닌 성분이 혈당을 강하시켜주어
당뇨에 효과적이다.

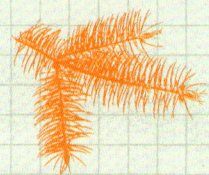

칡청

칡에 많이 함유된 카테킨 성분은 숙취 제거에
좋고, 식물성 에스트로겐인 다이드제인이
풍부해 갱년기 여성의 뼈를 튼튼하게 한다.

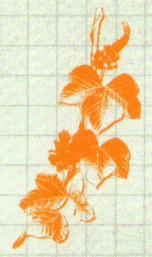

달래장아찌

달래에는 비타민 C와 칼슘이 풍부해
식욕부진이나 춘곤증에 좋다. 또한 무기질과
비타민이 골고루 들어 있어 빈혈을 없애주고,
간장 작용을 도와주며 동맥경화를 예방한다.

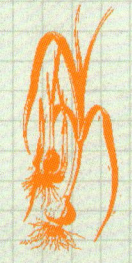

03　March

인삼식초

사포닌 성분을 다량 함유하고 있어 심장질환
예방과 장 안에 있는 콜레스테롤과
결합해 체외로 방출시키는 효과가 있다.
단, 몸에 열이 많은 사람은 피해야 한다.

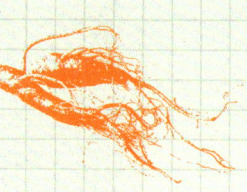

도라지청

도라지의 사포닌 성분은 가래를 삭히고
혈당 강하작용을 하며, 콜레스테롤 수치를
낮춘다. 도라지의 쓴맛이 싫다면 소금을
뿌리고 주물러준 뒤 물에 담가놓는다.

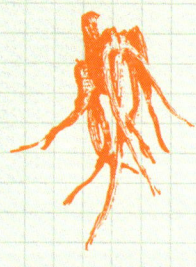

돼지감자장아찌

천연인슐린이라 불릴 정도로 인슐린을
많이 함유하고 있어 혈당치를 상승시키지
않고 피곤해진 췌장을 쉬게 해주어
당뇨병에 특효다. 비타민과 미네랄 또한
풍부하게 함유하고 있다.

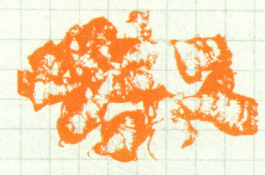

04 April

민들레식초

비타민과 미네랄이 풍부한 건강식품으로 잎에
든 베타카로틴은 유해산소를 제거해
노화와 성인병을 막아주는 항산화물질이다.
칼슘 함량도 100그램당 108밀리그램에 달한다.

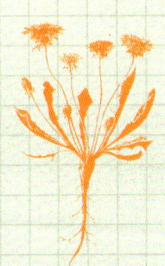

아카시아꽃청

염증개선 효과가 뛰어나 미래의 항생제라
불린다. 염증이 심한 여드름이나
임신부의 부종, 잘 낫지 않는 만성중이염에
효과가 뛰어나다.

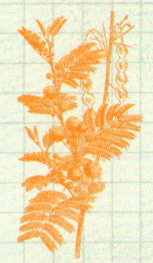

질경이장아찌

민간에서 만병통치약으로 부를 만큼 질경이는
그 활용범위가 넓고 약효도 뛰어나다.
씨를 물에 불리면 끈끈한 점액이 나오는데,
예부터 한방에서 신장염·방광염·요도염
따위에 약으로 쓰였다.

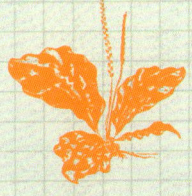

05: May

뽕잎식초

뽕잎차는 선약 중 귀중한 선약이라고도 한다. 모세혈관 강하물질인 루틴과 혈당 강하 신물질인 'DNJ'성분이 풍부하고 혈압 강하물질인 'GABA' 성분이 풍부해 당뇨에 탁월하다.

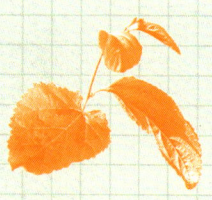

두메부추청

자생지가 대부분 사람이 접근하기 힘든 곳에 자리하고 있어 이름에 두메라는 말이 붙었다. 예부터 민간에서는 이뇨제와 강장제로 이용해왔다.

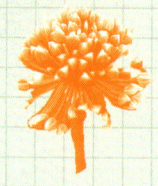

두릅장아찌

두릅은 땅에서 나는 것과 나무에서 나는 것, 두 종류가 있다. 다른 채소에 비해 단백질이 아주 많고 비타민 A, 비타민 C, 칼슘과 섬유질 함량이 높아 다이어트에 효과적인 식품이다.

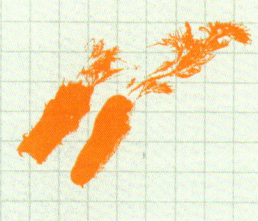

06 June

매실식초

매실의 시트르산은 당질의 대사를
촉진하고 피로를 풀어주며 유기산은 위장의
작용을 활발하게 해준다. 또한 피크린산은
독성물질을 분해해 살균작용을 한다.

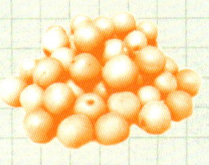

복분자청

안토시아닌계 화합물질이 다량 함유되어 있어
항산화기능이 뛰어나다. 또한 비타민 A,
비타민 C와 각종 미네랄이 풍부하다. 장어와
함께 먹으면 비타민 A의 작용이 더 활발해진다.

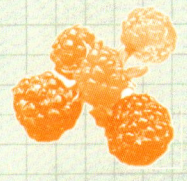

어수리장아찌

어수리는 높은 산속 습한 곳에 자생하는
미나리과 산나물이다. 각종 무기질과
비타민이 풍부해 당뇨, 신경통, 관절염
따위에 효과가 있다.

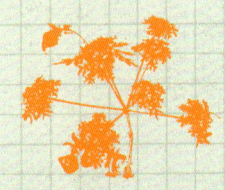

07 July

개복숭아식초

복숭아의 가장 중요한 성분은 비타민 B_{17}인 아미그달린이다. 이는 한방 약재의 유효성분으로 기침을 그치게 하고 신경을 안정시키는 효과가 있다.

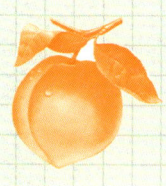

백년초청

페놀성물질과 플라보노이드 성분이 많이 함유되어 있어 고혈압, 암, 노화를 억제해주는 효과가 있다. 부종과 변비에도 탁월한 효과가 있어 여성들에게 좋은 식품이다.

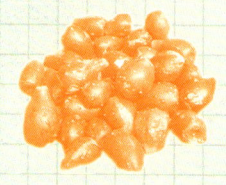

고추냉이장아찌

고추냉이는 비타민 C를 안정화시키고 베타아밀라제 같은 소화효소가 있어 위가 아프거나 트림이 날 때, 명치 끝에 묵직한 느낌이 들 때같이 만성 위장병 치료에 효과가 크다.

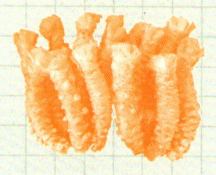

08 August

포도식초

비타민과 유기산이 풍부해 갈증해소와 피로회복에 효과적이다. 단, 당의 형태가 단당류이므로 당뇨환자는 과량 섭취하지 않도록 주의해야 한다.

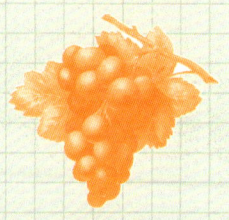

다래청

탄수화물이 주성분으로 비타민 C와 소화효소가 풍부하다. 건조시킨 것을 달여서 마시면 신경통에도 효과가 있다. 단, 비위가 허한 사람은 주의해야 한다.

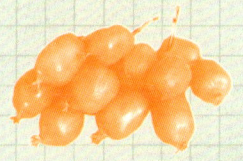

가지장아찌

칼로리가 낮고 수분이 94퍼센트나 차지해 다이어트식품으로 각광받는다. 짙은 보라색은 안토시아닌 색소에서 비롯되는 것으로 항암효과가 있는 것으로 알려져 있다.

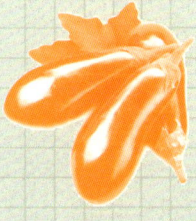

09 September

오미자식초

단백질, 칼슘, 인, 철, 비타민 B_1과 사과산,
주석산 같은 유기산이 많아 피로회복을 돕는다.
오미자에 함유된 리그난 성분은 간을
보호하고 알코올대사를 촉진하여 혈중알코올
농도를 빠르게 낮춰준다.

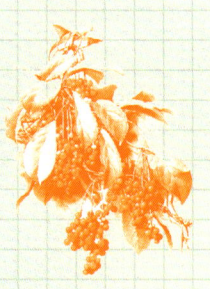

구기자청

하수오, 인삼과 함께 손꼽히는 명약으로 여겨진다.
콜린대사물질의 하나인 베타인이 풍부해
간에 지방이 축적되는 것을 억제하여 준다.
또한 비타민 C와 루틴을 함유해 저혈압에 좋다.

버섯장아찌

신의 식품으로 찬사를 얻을 만큼
자연면역력 향상에 탁월하다. 무기질 또한
채소와 과일 못지않게 풍부한 데다
단백질이 육류처럼 들어 있어 서양에서는
베지터블 스테이크로도 불린다.

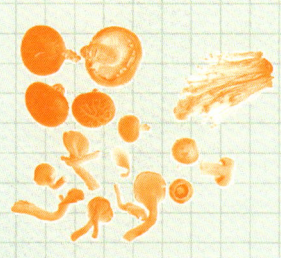

10 October

배식초

3,000년 전 재배되기 시작했던 배는 그리스의
시인 호머에 의해 신의 선물이라 극찬받았다.
배에 함유된 펙틴은 혈중콜레스테롤 수치를
낮춰주고 수분부족형 변비를 예방한다.

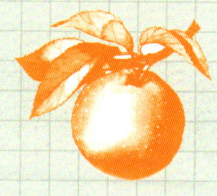

유자청

비타민 C가 레몬보다 세 배나 많이 들어 있어
감기와 피부미용에 좋고, 노화와 피로를
방지하는 유기산을 다량 함유하고 있다.
또 모세혈관을 보호하는 헤스페리딘이 뇌혈관
장애와 풍을 막아준다.

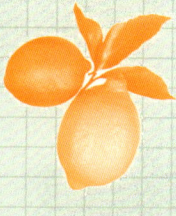

순무장아찌

순무의 매운맛을 내는 이소시아네이트와
인돌은 항암작용을 한다. 또한 풍부한
식이섬유소는 변비 예방에 효과적이다.
칼륨이 많이 들어 있으면서도 칼로리는 적어
혈압을 내리는 데 효과적이다.

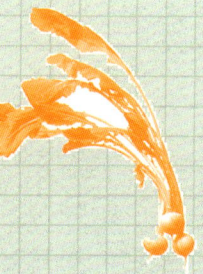

11 November

감식초

항암효과가 뛰어나고 비타민 C가 많아 감기에
좋다. 칼로리가 낮아 비만인 사람에게도
좋은 식품. 또한 감으로 만든 감식초는 인체의
에너지대사에 관여해 피로를 빠르게
회복시켜준다.

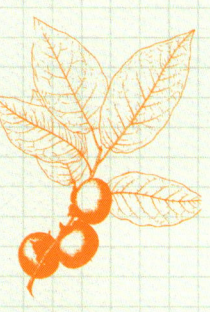

생강청

중국의 성인 공자가 몸을 따뜻하게 하기 위해
식사 때마다 반드시 챙겨 먹었다는 생강.
생강의 디아스타아제와 단백질 분해효소는
소화액 분비를 자극하고 장운동을 촉진시키며
설사를 치료한다.

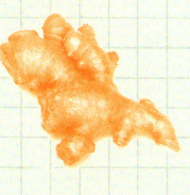

사과장아찌

사과껍질 안의 케르세틴은 항산화작용이
뛰어나며 항바이러스, 항균작용에도 도움이
된다. 또 사과는 식이섬유가 많고 다당류의
비율이 높아 다이어트에 도움이 된다.

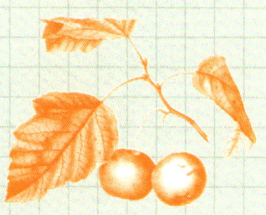

12 December

귤식초

겨울철 비타민의 보고로, 비타민 C가
풍부해 신진대사를 원활히 해준다. 또한
피부와 점막을 튼튼하게 만드는 작용을
하며 감기를 예방한다.

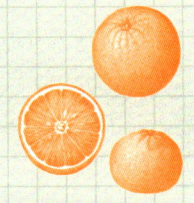

모과청

모과에는 사포닌, 사과산, 구연산,
비타민 C, 플라보노이드 들이 함유되어 있어
피로회복 및 감기 예방에 효과가 좋다.
탈취제로도 이용될 정도로 향기가 좋아
다양한 용도로 활용가능하다.

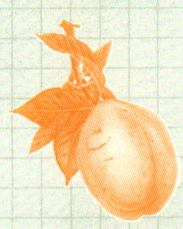

다시마장아찌

풍부한 식이섬유소가 배변의 양을 늘리고
장의 통과 속도를 빠르게 하여 변비에
도움을 준다. 또한 풍부한 알긴산이 지방
흡수를 방해해 콜레스테롤 수치를 낮춰준다.

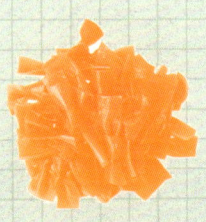

발효 청과 식초, 장아찌를 이용한 나들이 도시락

여름 내내 쨍하던 햇볕이 조금 수그러들고
바람이 선선해지면 나무들은 옷을 바꾸어 입기 시작하고,
그늘은 짙어진다. 그 그늘 아래 도시락을 싸서
나들이 나온 가족들은 돗자리를 펼친다.
돗자리 위는 김밥이며, 음료수며,
과일이며 한 상 가득하다. 누군가는
아침부터 부산히도 준비했으리라.
이제 김밥 속 재료를 일일이 채 썰고,
번거롭게 말고 자르는 도시락은 그만! 발효 청과 식초,
장아찌를 이용하면 도시락 준비가 한결 쉽다.
매실청과 식초, 오미자청연근절임을 이용한
간단 주먹밥으로 우리 가족들에게 맛과 멋, 건강을
선물하자. 쉽게 만들 수 있지만,
누구나 부러워하는 도시락으로 손색이 없을 것이다.

오미자청연근절임 매실주먹밥

재료와 분량
밥 1인분, 매실(매실청에서 건진 매실이나 매실장아찌) 4알, 마늘식초 1컵, 매실식초 1/4컵, 소금 약간, 연근 1/2개, 오미자청 1/2큰술, 부추 약간

만드는 법
1, 매실청의 매실을 건져 칼로 곱게 다진다.
2, 고슬하게 지어진 밥에 다진 매실과 마늘식초, 매실식초, 소금으로 골고루 밑간을 해둔다.
3, 연근은 껍질을 벗기고 얇게 저며 식초 물에 살짝 데친 후 오미자청에 3시간 정도 담가둔다.
4, 2에서 준비한 밥을 한 입 크기로 주먹밥을 만들고 그 위에 준비한 연근을 올린다.
5, 부추로 묶어 마무리하면 먹음직스러운 주먹밥이 완성된다.

이 외에도 직접 만든 다양한 종류의 식초와 청, 장아찌를 응용해 색다른 주먹밥을 만들 수 있다. 별도의 가열이나 조리시간이 필요하지 않고, 발효청과 식초로 밑간을 해 소화흡수가 잘되어 나들이 도시락으로 안성맞춤이다.

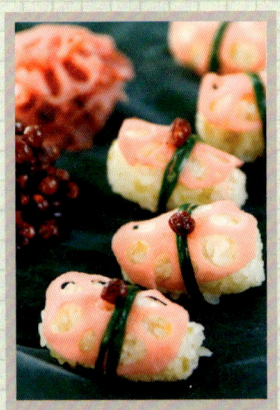

ⓒ 스튜디오 아자

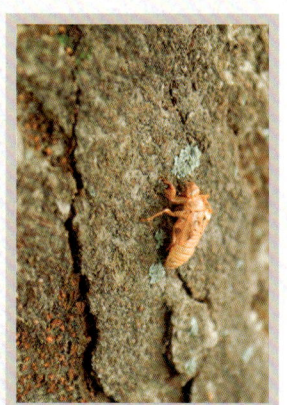
ⓒ 스튜디오 아자